● 主编 王秋丽 李金娟 杨 珍 谢 静 李冬梅

常用护理技术与临床实践

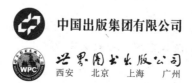

中国出版集团有限公司

世界图书出版公司

西安 北京 上海 广州

图书在版编目（CIP）数据

常用护理技术与临床实践/王秋丽等主编.—西安：
世界图书出版西安有限公司，2023.5
ISBN 978-7-5232-0382-8

Ⅰ.①常… Ⅱ.①王… Ⅲ.①护理学 Ⅳ.①R47

中国国家版本馆CIP数据核字（2023）第081137号

书　　名	**常用护理技术与临床实践**
	CHANGYONG HULI JISHU YU LINCHUANG SHIJIAN
主　　编	王秋丽　李金娟　杨　珍　谢　静　李冬梅
责任编辑	岳姝婷
装帧设计	济南睿诚文化发展有限公司
出版发行	**世界图书出版西安有限公司**
地　　址	西安市雁塔区曲江新区汇新路355号
邮　　编	710061
电　　话	029-87214941　029-87233647（市场营销部）
	029-87234767（总编室）
经　　销	全国各地新华书店
印　　刷	山东麦德森文化传媒有限公司
开　　本	787mm×1092mm　1/16
印　　张	12.25
字　　数	209千字
版次印次	2023年5月第1版　2023年5月第1次印刷
国际书号	ISBN 978-7-5232-0382-8
定　　价	128.00元

编委会

◎ **主　编**

王秋丽　李金娟　杨　珍

谢　静　李冬梅

◎ **副主编**

于　婷　康　丽　陈群秀

巩曰花　石玲玲　丁改丽

◎ **编　委**（按姓氏笔画排序）

丁改丽（河北省中医院）

于　婷（聊城市东昌府人民医院）

马祎祎（十堰市人民医院/湖北医药学院附属人民医院）

王秋丽（梁山县人民医院）

石玲玲（德州市第七人民医院）

巩曰花（桓台县荆家镇卫生院）

李冬梅（济南市章丘区人民医院）

李金娟（广饶县人民医院）

杨　珍（鱼台县人民医院）

陈群秀（十堰市人民医院/湖北医药学院附属人民医院）

胡艳凤（襄阳市中心医院）

段少雪（襄阳市中心医院）

秦丽娟（襄阳市中心医院）

高　静（十堰市人民医院/湖北医药学院附属人民医院）

康　丽（滨州医学院附属医院）

曾　洁（十堰市人民医院/湖北医药学院附属人民医院）

谢　静（山东省聊城市茌平区人民医院）

樊　繁（荆楚理工学院附属中心医院/荆门市第二人民医院）

前言
FOREWORD

21 世纪的护理学集医学科学、社会科学、人文科学及管理科学融于一体,在保护人类健康、防治重大疾病、提高人口素质等方面发挥重要作用。为了能够使广大护理人员适应现代医学及护理学的发展,我们本着实用、科学的原则,从护理程序、护理评估、健康教育与健康促进、内外科护理实践等方面入手,编写了《常用护理技术与临床实践》一书,以期能够提高广大护理人员的专业能力。

本书主要侧重于护理的实用性,因此大部分由多年临床实践经验的护理工作者执笔,亦聘请少数临床专业关心、支持护理工作的医学专家参加撰写。他们在编写过程中力求做到内容充实、文笔通顺,既重视护理基础知识的传播,也注重各科室常见疾病的临床护理操作。通过全面收集患者的主、客观资料进行综合的护理评估,有助于制定护理目标,实施切实可行的护理方案。

本书编写过程中我们参考了大量相关专著和资料,吸收了先进的护理理论,并与实践相结合,内容丰富,具有一定的深度及广度。但由于时间仓促及编者的水平有限,本书难免有疏漏之处,敬请同仁不吝指正,并希望广大同仁在使用中不断提出宝贵意见,以便日后及时修订,使之日臻完善。

《常用护理技术与临床实践》编委会
2023 年 1 月

目 录 CONTENTS

第一章

临床护理技术

第一节　标本采集技术

一、静脉血标本

(一)目的
正确采集静脉血标本,为临床诊断、治疗提供依据。

(二)操作前准备
1.告知患者和家属
操作目的、方法、注意事项、配合方法。

2.评估患者
(1)病情、意识状态、自理能力、心理状况、合作程度。
(2)采血部位皮肤、血管及肢体活动情况。

3.操作护士
着装整洁、修剪指甲、洗手、戴口罩。

4.物品准备
持针器、采血针、采血管、注射器、检验条形码、治疗盘、安尔碘、棉签、止血带、手套、一次性多用巾、治疗车、快速手消毒剂、消毒桶、污物罐、污物桶、利器盒。

5.环境
整洁、安静。

(三)操作过程
(1)携用物至患者床旁,核对腕带及床头卡。

(2)协助患者取适当体位,戴手套。

(3)将一次性多用巾垫于采血部位下方。

(4)核对检验条形码及采血管。

(5)常规消毒皮肤,待干。

(6)取血。①真空采血法:根据标本类型选择合适的真空采血管,将采血针与持针套连接,按无菌技术操作规程进行穿刺,见回血后,按顺序依次插入真空采血管。②注射器直接穿刺采血法:根据采集血标本的种类准确计算采血量,选择合适的注射器,按无菌技术操作规程进行穿刺。采集完成后,取下注射器针头,根据不同标本所需血量,分别将血标本沿管壁缓慢注入相应的容器内。③经血管通路采血法:外周血管通路仅在置入时可用于采血,短期使用或预期使用时间不超过48小时的外周导管可专门用于采血,但不能给药。采血后,血管通路要用足够量的生理盐水冲净导管中的残余血液。

(7)采血完毕,拔出采血管。

(8)拔针、按压穿刺点。

(9)再次核对。

(10)整理床单位,协助患者取舒适卧位。

(11)整理用物,按医疗垃圾分类处理用物。

(12)洗手、记录、确认医嘱。

(四)注意事项

(1)在安静状态下采集血标本。

(2)若患者正在进行输液治疗,应从非输液侧肢体采集。

(3)采血时尽可能缩短止血带的结扎时间。

(4)标本采集后尽快送检,送检过程中避免过度震荡。

(五)评价标准

(1)患者和家属能够知晓护士告知的事项,对服务满意。

(2)遵循查对制度和无菌操作技术原则。

(3)操作过程规范、安全,标本符合检验要求。

二、血培养标本

(一)目的

正确采集血标本,为诊断、治疗和预后判断提供依据。

(二)操作前准备

1.告知患者

操作目的、方法、注意事项、配合方法。

2.评估患者

(1)病情、意识状态、治疗、心理状态及配合程度。

(2)寒战或发热的高峰时间。

(3)抗生素使用情况。

(4)穿刺部位皮肤、血管状况和肢体活动度。

3.操作护士

着装整洁、修剪指甲、洗手、戴口罩。

4.物品准备

同血标本采集。需氧管、厌氧管。

5.环境

整洁、安静。

(三)操作步骤

(1)携用物至患者床旁,核对腕带、床头卡、条形码。

(2)协助患者取舒适、安全卧位,戴手套。

(3)选择血管,系止血带,常规消毒。

(4)再次核对。

(5)穿刺:①注射器直接穿刺采血法(同静脉血标本采集)。②经血管通路采血法(同静脉血标本采集)。③经外周穿刺的中心静脉导管取血法:取 1 支注射器抽生理盐水 20 mL 备用,另备 2 支注射器。用注射器抽出 5 mL 血液弃去;如正在静脉输液中,先停止输液 20 秒,再抽出 5 mL 血液弃去。另用注射器抽取足量血标本。然后以生理盐水 20 mL 用注射器以脉冲式冲洗导管。消毒导管接口,如有静脉输液可打开输液通道。

(6)成人每次采集 10～20 mL,婴儿和儿童 1～5 mL。

(7)拔针,按压穿刺部位。

(8)将血标本分别注入需氧瓶和厌氧瓶内,迅速轻摇,混合均匀。

(9)再次核对。

(10)整理用物及床单位,用物按医疗垃圾分类处理。

(11)擦拭治疗车。

(12)洗手、记录、确认医嘱。

(四)注意事项

(1)血培养瓶应在室温下避光保存。

(2)根据是否使用过抗生素,准备合适的需氧瓶和厌氧瓶。

(3)间歇性寒战患者应在寒战或体温高峰前取血;当预测寒战或高热时间有困难时,应在寒战或发热时尽快采集血培养标本。

(4)已使用过抗生素治疗的患者,应在下次使用抗生素前采集血培养标本。

(5)血标本注入厌氧菌培养瓶时,注意勿将注射器中空气注入瓶内。

(6)2次血培养标本采集时间至少间隔1小时。

(7)经外周穿刺的中心静脉导管采取血培养标本时,每次至少采集2套血培养,其中一套从独立外周静脉采集,另外一套则从导管采集。2套血培养的采血时间必须接近(≤5分钟),并做标记。

(五)评价标准

(1)患者和家属能够知晓护士告知的事项,对服务满意。

(2)遵循查对制度,符合无菌技术,标准预防原则。

(3)护士操作过程规范、安全,标本符合检验要求。

三、血气分析标本

(一)目的

采集动脉血,进行血气分析,判断患者氧合情况,为治疗提供依据。

(二)操作前准备

1.告知患者和家属

操作目的、方法、注意事项、配合方法。

2.评估患者

(1)病情、意识状态、吸氧状况或者呼吸机参数的设置、自理能力、合作程度。

(2)穿刺部位皮肤及动脉搏动情况。

3.操作护士

着装整洁、修剪指甲、洗手、戴口罩。

4.物品准备

检验条形码、动脉采血针、治疗盘、安尔碘、棉签、污物罐、手套、一次性多用巾、快速手消毒剂、消毒桶、污物罐、污物桶、利器盒等。

5.环境

安静、整洁。

(三)操作过程

(1)携用物至患者床旁,核对腕带及床头卡。

(2)协助患者取舒适卧位,戴手套。

(3)暴露穿刺部位。

(4)消毒穿刺部位及操作者的示、中指,以两指固定动脉搏动最明显处。

(5)持采血针在两指间垂直或与动脉走向呈40°刺入动脉。

(6)穿刺成功,可见血液自动流入采血针管内,采血1 mL。

(7)拔针后即刻拧紧针帽,压迫穿刺点5～10分钟。

(8)轻轻转动血气针,使血液与抗凝剂充分混匀,以防止凝血。

(9)整理床单位,协助患者取舒适卧位。

(10)整理用物,按医疗垃圾分类处理用物。

(11)洗手、记录、确认医嘱。

(四)注意事项

(1)在检验申请单上注明采血时间,氧疗方法与浓度、持续时间和体温。

(2)标本应隔绝空气,避免混入气泡或静脉血。

(3)凝血功能障碍者穿刺后应延长按压时间至少10分钟。

(4)采集标本后30分钟内送检。

(5)洗澡、运动后,应休息30分钟再采血。

(五)评价标准

(1)患者和家属能够知晓护士告知的事项,对服务满意。

(2)遵循查对制度,符合无菌技术、标准预防原则。

(3)操作过程规范、安全,标本符合检验要求。

四、尿标本

(一)目的

1.尿常规标本

用于检查尿液的颜色、透明度,测定比重,检查有无细胞和管型,并作尿蛋白和尿糖定性检测等。

2.尿培养标本

用于细菌培养或细菌敏感试验,以了解病情,协助临床诊断和治疗。

3.24 小时尿标本

用于各种尿生化检查或尿浓缩查结核分枝杆菌等检查。

(二)操作前准备

1.告知患者和家属

操作目的、方法、采集时间、注意事项、配合方法。

2.评估患者

(1)病情、意识状态、自理能力、合作程度。

(2)排尿情况。

3.操作护士

着装整洁、修剪指甲、洗手、戴口罩。

4.物品准备

隔离衣、手套,根据检查项目备相应用物。

(1)尿常规标本:检验条形码、一次性尿常规标本容器,必要时患者自备便盆或尿壶。

(2)尿培养标本(导尿术留取法):检验条形码、留置导尿术包。

(3)中段尿留取法:检验条形码、无菌容器、会阴冲洗包。

(4)24 小时尿标本:清洁容器(3 000～5 000 mL),防腐剂(10％甲醛)。

5.环境

整洁、安静。

(三)操作过程

(1)穿隔离衣,携用物至患者床旁,核对腕带及床头卡。

(2)根据患者病情取适当的体位。

(3)常规尿标本:留取晨起后第一次尿液置于标本容器中送检。

(4)24 小时尿标本留取法:将规定时间内的尿液装入含有防腐剂的清洁容器内,混匀后将总量记录在检验条形码上。取 100～200 mL 送检。

(5)尿培养标本检测。①中段尿采集法:按导尿术清洁、消毒外阴,嘱患者排尿,弃去前段尿,留取中段尿 10 mL,置于灭菌试管内送检。②导尿术留取法:按照导尿术插入导尿管将尿液引出,留取尿标本送检。

(6)整理床单位,协助患者取安全、舒适卧位。

(7)整理用物,按医疗垃圾分类处理。

(8)脱隔离衣。

(9)洗手、记录、确认医嘱。

(四)注意事项

(1)会阴处分泌物过多时,应先冲洗会阴后再留取。

(2)避免经血、白带、精液、粪便或其他异物混入标本。

(3)选择在抗生素应用前留取尿培养标本。

(4)不能留取尿袋中的尿液标本送检。

(5)留取尿标本前不宜过多饮水。不宜剧烈运动,使尿液中红细胞、白细胞、蛋白质量增加。

(6)尿标本留取后要及时送检。

(7)留取尿培养标本时,应注意执行无菌操作,防止标本污染,影响检验结果。

(五)评价标准

(1)患者和家属能够知晓护士告知的事项,对服务满意。

(2)遵循查对制度,符合标准预防、安全原则。

(3)操作规范,动作娴熟。

五、便标本

(一)目的

1.常规标本
用于检查粪便的性状、颜色、细胞等。

2.培养标本
用于检查粪便中的致病菌。

3.隐血标本
用于检查粪便内肉眼不能察见的微量血液。

4.寄生虫或虫卵标本
用于检查粪便中的寄生虫、幼虫及虫卵计数。

(二)操作前准备

1.告知患者
操作目的、方法、采集时间、注意事项、配合方法。

2.评估患者
(1)病情、意识状态、治疗情况、合作程度。

(2)排便情况。

(3)女性患者是否在月经期。

3.操作护士

着装整洁、修剪指甲、洗手、戴口罩。

4.物品准备

检验条形码、标本容器或培养瓶、手套、隔离衣、透明胶带(查找蛲虫)。

5.环境

整洁、安静。

(三)操作过程

(1)穿隔离衣,携用物至患者床旁,核对腕带及床头卡。

(2)常规标本:嘱患者排便于清洁便盆内,用检便匙取中央部分或黏液脓血部分约5 g,置于标本容器内。

(3)培养标本:嘱患者排便于消毒便盆内,用无菌棉签取中央部分粪便或黏液脓血部分2~5 g置于培养瓶内,塞紧瓶塞待送。

(4)隐血标本:按常规标本留取。

(5)寄生虫或虫卵标本。①检查蛲虫卵:取透明胶带于夜晚0点左右或清晨排便前贴于肛门口周围,取下对折后送检。②检查阿米巴原虫,应在采集前将容器用热水加温,便后连同容器立即送检。③找寄生虫体或虫卵计数:采集24小时便。

(6)整理床单位,协助患者取安全、舒适卧位。

(7)整理用物,按医疗垃圾分类处理。

(8)脱隔离衣。

(9)洗手、记录、确认医嘱。

(四)注意事项

(1)灌肠后的粪便、粪便过稀及混有油滴的粪便等不宜作为检查标本。

(2)便标本应新鲜,不可混入尿液及其他杂物。

(3)便隐血试验:检查前3天内禁食肉类、肝类、血类食物,并禁服铁剂,按要求采集标本。

(4)服驱虫剂或做血吸虫孵化检查时,应留取全部粪便及时送检。

(5)检查阿米巴原虫,检查前禁止服用钡剂或含金属的泻剂,以免影响阿米巴虫卵或包囊的显露。采集前需将容器用热水加温,便后连同容器一起送检。

（五）评价标准

（1）患者和家属能够知晓护士告知的事项，对服务满意。

（2）操作规范，标本采集方法正确。

（3）遵循查对制度，符合标准预防原则。

六、痰标本

（一）目的

检查痰液中的致病菌，进行药敏试验，协助诊断。

（二）操作前准备

1.告知患者

操作目的、方法、采集时间、注意事项、配合方法。

2.评估患者

（1）病情、意识状态、治疗、配合程度。

（2）口腔黏膜、咽部情况。

（3）排痰情况及痰液的颜色、性质、量等。

3.操作护士

着装整洁、修剪指甲、洗手、戴口罩。

4.物品准备

隔离衣、一次性手套，根据医嘱准备其他用物。

（1）常规痰标本：痰盒、检验条形码，必要时备吸痰用物。

（2）痰培养标本：无菌容器、漱口溶液、检验条形码。

（3）24小时标本：容积约500 mL清洁广口集痰容器、检验条形码。

5.环境

整洁、安静。

（三）操作过程

（1）穿隔离衣，携用物至患者床旁，核对腕带和床头卡。

（2）常规痰标本。①自行采集：晨起漱口，深吸气后用力咳出呼吸道深部痰液置于痰盒内送检。②协助采集：患者取适当卧位，先叩击患者背部，按吸痰法吸入2～5 mL痰液置于痰盒内。

（3）24小时痰标本：在广口集痰瓶内加少量清水，从清晨醒来（7时）未进食前漱口后第一口痰开始留取，至次日晨（7时）未进食前漱口后最后一口痰结束，全部痰液置于集痰容器内,注明留痰的起止时间。

(4)痰培养标本:清晨协助患者用漱口液漱口,深吸气后用力咳嗽,将痰吐入无菌容器内送检。

(5)留取后,给予漱口或口腔护理。

(6)整理床单位,协助患者取舒适、安全卧位。

(7)整理用物,按医疗垃圾分类处理用物。

(8)脱隔离衣。

(9)洗手、记录、确认医嘱。

(四)注意事项

(1)除 24 小时痰标本外,痰液收集时间宜选择在清晨,标本采集后及时送检。

(2)采集痰培养标本,应严格无菌操作,避免因操作不当污染标本,影响检验结果。

(3)采集痰标本时,嘱患者勿将唾液、漱口水、鼻涕混入痰标本中。

(4)如患者伤口疼痛无法咳嗽,可用软枕或手掌压迫伤口,降低伤口张力,减轻咳嗽时的疼痛。

(5)查痰培养及肿瘤细胞的标本应立即送检。

(6)避免在进食后 2 小时内留取咽拭子标本,以防呕吐,棉签不要触及其他部位以免影响检验结果。

(7)幼儿痰液收集困难时,可用消毒棉拭喉部,引起咳嗽反射,用药棉拭子刮取标本。

(五)评价标准

(1)患者能够知晓护士告知的事项,并能配合,对服务满意。

(2)遵循查对制度,符合标准预防原则。

(3)操作过程规范、安全,动作娴熟。

七、咽拭子标本

(一)目的

从咽部和扁桃体取分泌物作细菌培养或病毒分离,以协助诊断、治疗和护理。

(二)操作前准备

1.告知患者

操作目的、方法、注意事项、配合方法。

2.评估患者

(1)病情、意识状态、自理能力、心理反应、合作程度。

(2)口腔黏膜及咽喉部情况。

3.操作护士

着装整洁、修剪指甲、洗手、戴口罩、戴手套。

4.物品准备

化验条形码、无菌咽拭子培养管、压舌板、手电筒、手套、快速手消毒剂。

5.环境

安静、整洁。

(三)操作过程

(1)携用物至患者床旁,核对腕带及床头卡。

(2)协助患者用清水漱口,取舒适卧位。

(3)嘱患者张口发"啊"音。

(4)压舌板轻压舌部,用培养管内的无菌棉签,擦拭腭弓两侧及咽、扁桃体上的分泌物。

(5)迅速将棉签插入无菌试管并塞紧。

(6)整理床单位,协助患者取舒适、安全体位。

(7)整理用物,按医疗垃圾分类处理用物。

(8)洗手、记录、确认医嘱。

(四)注意事项

(1)采集时,为防止呕吐,应避免在患者进食后2小时内进行。动作要轻稳、敏捷,防止引起患者不适。

(2)注意棉签不要触及其他部位,保证所取标本的准确性。

(3)标本容器应保持无菌状态,采集后立即送检。

(4)做真菌培养时,需在口腔溃疡面上采集分泌物。

(五)评价标准

(1)患者能够知晓护士告知的事项,并能配合,对服务满意。

(2)遵循查对制度,符合标准预防、安全原则。

(3)操作过程规范,动作娴熟。

八、导管培养标本

(一)目的

取患者导管尖端做细菌培养。

(二)操作前准备

1.告知患者

操作目的、方法、注意事项、配合方法。

2.评估患者

(1)病情、治疗情况、导管留置时间。

(2)导管局部皮肤情况及肢体活动度。

3.操作护士

着装整洁、修剪指甲、洗手、戴口罩。

4.物品准备

治疗车、化验单、条形码、2套血培养瓶、无菌试管、无菌剪刀、无菌手套、采血针、穿刺盘、快速手消毒剂、锐器盒、消毒桶、污物桶等。

5.环境

整洁、安静。

(三)操作步骤

(1)携用物至患者床旁,核对腕带、床头卡。

(2)协助患者取舒适、安全卧位。

(3)采集血培养标本2套,一套从可疑感染的导管采集,另一套从独立外周静脉采集(方法同血标本采集)。

(4)协助患者摆放体位,使导管穿刺点位置低于心脏水平。

(5)再次洗手、戴无菌手套。

(6)缓慢移出导管,迅速按压穿刺点,检查导管尖端是否完整。

(7)用灭菌剪刀剪取导管尖端和皮下部分,分别置于无菌试管内塞紧,注明留取时间。

(8)整理用物及床单位,用物按医疗垃圾分类处理。

(9)擦拭治疗车。

(10)洗手、记录、确认医嘱。

（四）注意事项

（1）采集标本的时机尽可能选在使用抗生素之前。

（2）留取导管标本应与采集血培养标本同时进行，采集时间宜在5分钟内完成，以免影响检验结果。

（五）评价标准

（1）患者和家属能够知晓护士告知的事项，对服务满意。

（2）遵循查对制度，符合无菌技术、标准预防原则。

（3）护士操作过程规范、准确。

第二节　静脉输液技术

静脉输液是利用液体重量所产生的液体静压和大气压的作用，将大量的灭菌溶液、电解质或药物等由静脉输入体内的方法，又称静脉滴注。依据穿刺部位的不同静脉输液可分为周围静脉输液和中心静脉输液。

一、静脉输液的目的与常用溶液

在临床治疗过程中，由医师依据患者的病情和治疗的需要为患者制订输液方案，由护士按照医师的医嘱具体执行输液操作。

（一）静脉输液的目的

（1）补充血容量，维持血压，改善微循环：常用于治疗严重烧伤、各种原因引起的大出血、休克等。

（2）补充水和电解质，以维持或调节酸碱平衡：常用于纠正各种原因引起的水、电解质和酸碱平衡失调。如腹泻、大手术后、禁食、剧烈呕吐的患者。

（3）输入药物，达到控制感染、解毒和治疗疾病的目的：常用于各种感染、中毒等患者。

（4）补充营养和热量，促进组织修复，维持正氮平衡：常用于禁食、胃肠道吸收障碍或不能经口腔进食（如昏迷、口腔疾病）、慢性消耗性疾病的患者。

（5）输入脱水剂，提高血浆的渗透压，以达到降低颅压，预防或减轻脑水肿，改善中枢神经系统功能的目的，同时借高渗作用，达到利尿消肿的作用。

(二)常用溶液的种类及作用

常用溶液可以分为晶体溶液和胶体溶液两大类。

1.晶体溶液

晶体溶液是指溶液中的溶质分子或离子均<1 nm,当用一束光通过时不出现反射现象。晶体溶液相对分子质量小,在血管内停留时间短,对维持细胞内外水分的相对平衡有着重要意义。临床常用的晶体溶液按其目的又可分为维持输液剂和补充输液剂(修复输液剂)。维持输液剂用于补充机体的不显性失水,如呼吸与皮肤蒸发、排尿失水等。补充输液剂用于补充机体病理性体液丢失,治疗水、电解质和酸碱失衡。常用晶体溶液如下。

(1)5%～10%葡萄糖溶液:主要用于供给水分和热量。

(2)0.9%氯化钠,5%葡萄糖氯化钠,复方氯化钠等溶液:主要用于供给电解质。

(3)5%碳酸氢钠、11.2%乳酸钠等溶液:主要用于纠正酸中毒,调节酸碱平衡。

(4)20%甘露醇、25%山梨醇、25%～50%葡萄糖注射液等:主要用于利尿脱水。

2.胶体溶液

胶体溶液是指溶液中的溶质分子或离子在1～100 nm,或当一束光通过时出现光反射现象者。胶体溶液相对分子质量大,在毛细血管内存留时间长,可提高血管内胶体渗透压,将组织间液的水分吸入血管内,使血浆量增加,维持有效血容量,消除水肿。当给患者输入大量晶体溶液扩容后,有可能使血浆胶体渗透压显著降低,为了维持血容量,需要适当补充胶体溶液以维持扩容效应。常用胶体溶液如下。

(1)中分子右旋糖酐和低分子右旋糖酐:为水溶性多糖类高分子聚合物,中分子右旋糖酐(平均相对分子质量为7.5万左右)能提高血浆胶体渗透压,扩充血容量;低分子右旋糖酐(平均相对分子质量为4万左右)能降低血液黏滞度,改善微循环,防止血栓形成。

(2)6%羟乙基淀粉(706代血浆)、氧化聚明胶和聚维酮(PVP):作用与低分子右旋糖酐相似,扩容效果良好,输入后可增加循环血量和心排血量。多用于失血性休克、大面积烧伤等患者。

3.其他

用于特定治疗目的,如浓缩清蛋白注射液,可维持胶体渗透压,减轻组织水肿;水解蛋白注射液,用以补充蛋白质;静脉营养液,能供给患者热量,维持机体正氮平衡,并供给各种维生素、矿物质,多用于不能进食的重症患者。

二、静脉输液的部位及其选择

静脉输液时可依据患者的年龄、病情、治疗的目的、病程长短、所输药物的性质、患者的合作程度等选择合适的静脉穿刺部位。

(一)常用的静脉穿刺部位

1.周围浅静脉

(1)上肢浅静脉:包括手背静脉网、头静脉、贵要静脉、肘正中静脉等,对多数患者而言这些静脉比较表浅且安全。

(2)下肢浅静脉:包括足背静脉网、大隐静脉、小隐静脉等。由于下肢静脉活动受限,易形成血栓,且可迅速播散至深部静脉,有造成深静脉栓塞的危险,因而比较少用。

(3)头皮静脉:多用于0～3岁婴幼儿。此年龄段小儿头皮有较多的浅层静脉,易固定且活动限制最少,因此婴幼儿输液多选头皮静脉。常用头皮静脉有颞浅静脉、额静脉、枕静脉和耳后静脉。

2.颈外静脉

颈外静脉是颈部最大的浅静脉,其走行表浅,位置较恒定,需长期持续输液或需要静脉高营养的患者多选此部位。

3.锁骨下静脉

位置较固定,管腔较大,由于管腔较粗,血量较多,输入液体随即被稀释,对血管的刺激性较小。当输入大量高浓度溶液或刺激性较强的药物时,可选择此部位。

(二)选择穿刺部位的原则

选择穿刺部位一般遵循以下原则。

1.根据静脉穿刺的目的和治疗时间选择

休克或大出血患者需要短时间内输入大量液体时,可选用较大静脉;需要长期输液时,则可由远端末梢小静脉开始选择,有计划地使用静脉血管。

2.根据药物的性质选择

刺激性较大、黏度大的药物,一般选用较粗大的血管。

3.根据穿刺局部的皮肤及静脉状况选择

一般多选择平滑、柔软、有弹性的静脉,不可选用硬化、栓塞、局部有炎症的静脉,注意避开感染、瘢痕、血肿、破损及患皮肤病处,已多次穿刺的部位应避免再次穿刺。

4.根据患者活动和舒适的需要选择

静脉穿刺部位尽量选择患者活动限制最少的部位,如应避开关节部位。

三、周围静脉输液的方法

(一)密闭式静脉输液法

利用原装密封瓶或塑料袋,直接插入一次性输液管进行静脉输液的方法。其优点是污染机会少,操作相对简单,是目前临床最常用的输液方法。

1.目的

同静脉输液的目的。

2.评估

(1)身心状况:①患者的年龄、病情、意识状态及心肺功能等以作为合理输液的依据。②心理状态及合作程度。

(2)穿刺局部:穿刺部位的皮肤、血管及肢体活动情况。

(3)输注药液:包括药物的作用、不良反应,药物的质量、有效期以及有无药物配伍禁忌。

3.操作前准备

(1)用物准备:治疗盘内备以下几种物品。一次性输液器、皮肤消毒剂(2.5%碘酊,75%乙醇或0.5%碘附、安尔碘)、无菌棉签、输液液体及药物、加药用注射器、启瓶器及砂轮、弯盘、止血带、治疗巾、输液卡、笔、胶布(敷贴)、带秒针的表,根据需要备网套、输液架、夹板及绷带。

(2)患者准备:了解静脉输液的目的和配合方法,输液前排尿或排便,取舒适卧位。

(3)护士准备:着装整洁,修剪指甲,洗手、戴口罩。

(4)环境准备:清洁、宽敞,光线明亮,方便操作。

4.操作步骤

(1)核对检查:①衣帽整洁,洗手,戴口罩,备齐用物。②核对治疗卡和药液瓶签(药名、浓度、时间)。③检查药液质量。

(2)填写、贴输液瓶贴:根据医嘱填写输液卡,并将填好的输液瓶贴倒贴于输液瓶上。

(3)加药:①套瓶套。②用开瓶器启开输液瓶铝盖的中心部分(若塑料输液瓶直接拉掉盖),常规消毒瓶塞。③按医嘱加入药物。④根据病情需要有计划地安排输液顺序。

(4)插输液器:检查并打开输液器,将输液器针头插入瓶塞内直到针头的根部,关闭调节器。

(5)核对,解释:携用物至患者床旁,核对患者的床号、姓名及药物名称、浓度、剂量、给药时间和方法,向患者解释操作目的和方法。

(6)排气:①挂输液瓶。②将穿刺针的针柄夹于两手指之间,倒置墨菲滴管,打开调节器,使液体流出。当墨菲滴管内液面达 1/2～2/3 满时,迅速转正墨菲滴管,使液体慢慢流下,排尽输液管里的空气后,关紧调节器。

(7)选择穿部位:备胶布,在穿刺肢体下放置脉枕、治疗巾、止血带。

(8)消毒皮肤:常规消毒穿刺部位皮肤,消毒范围直径≥5 cm。第一次穿刺部位消毒后,在穿刺点上方约 6 cm 处扎止血带,嘱患者握拳,进行第二次穿刺部位消毒,待干。

(9)再次核对患者的床号、姓名及药物名称、浓度、剂量、给药时间和方法。

(10)再次排气。

(11)静脉穿刺:取下护针帽,针尖斜面向上,与皮肤呈 15°～30°进针,见回血后,将针头与皮肤平行,再推进少许。

(12)三松一固定:松开止血带,嘱患者松拳,放松调节器。待液体滴入通畅、患者无不舒适后,胶布固定穿刺针头。

(13)根据患者年龄、病情和药物性质调节输液速度。

(14)再次核对。

(15)撤去治疗巾、小垫枕、止血带,协助患者取舒适卧位,整理床单位,将呼叫器放于患者易取处。

(16)整理用物,洗手,记录。

(17)更换液体:先仔细查对,再消毒输液瓶的瓶塞和瓶颈,从第一瓶液体内拔出输液管针头插入第二瓶液体内直到针头的根部,调节好输液滴数。再次查对签名。

(18)输液完毕:①输液结束后,关闭调节器,轻揭胶布,迅速拔出针头,按压穿刺点 1～2 分钟至无出血,防止穿刺点出血。②整理床铺,清理用物,洗手,做好记录。

5.注意事项

(1)严格执行"三查七对"制度,防止发生差错。

(2)严格执行无菌操作,预防并发症。输液器及药液应绝对无菌,连续输液超过24小时应更换输液器。穿刺部位皮肤消毒若使用0.5%碘附时局部涂擦两遍,无须脱碘。使用安尔碘时,视穿刺局部皮肤用原液涂擦1～2遍即可。

(3)注意药物配伍禁忌,药物应现配现用,不可久置。

(4)注意保护血管,选择较粗、直、弹性好的血管,应避开关节和静脉瓣,并选择易于固定的部位。对长期输液者可采取:①四肢静脉从远端小静脉开始。②穿刺时提高穿刺成功率。③输液中加入对血管刺激性大的药物,应先用生理盐水进行穿刺,待穿刺成功后再加药,宜充分稀释,输完药应再输入一定量的等渗溶液,冲尽药液保护静脉。

(5)输液前排尽输液管内的空气,输液过程中及时更换输液瓶及添加药液,防止液体流空,输完后及时拔针,预防空气栓塞。

(6)在输液过程中应加强巡视,注意观察患者输液管是否通畅;针头连接处是否漏水;针头有无脱出、阻塞、移位;滴速是否适宜;患者穿刺部位局部和肢体有无肿胀;有无输液反应等。

(7)移动患者、为患者更衣或执行其他护理活动时,要注意保护穿刺部位,以避免过分牵拉。对婴幼儿、小儿应选用头皮静脉。昏迷或其他不合作的患者,必要时可用绷带或夹板加以固定。

(8)不可自静脉输液的肢体抽取血液化验标本或测量血压。偏瘫患者应避免经患侧肢体输液。

(二)静脉留置针输液法

静脉留置针又称套管针,作为头皮针的换代产品,已成为临床输液的主要工具。其外管柔软无尖,不易刺破或滑出血管,可在血管内保留数天。随着技术的不断完善,静脉留置针输液在临床的应用越来越广泛。

其优点主要包括以下几个方面:①由于静脉留置针的外管使用的材料具有柔韧性,且对血管的刺激性小,因而在血管内可以保留较长时间。②静脉留置针的使用,可以减少由于反复穿刺对患者血管的破坏,减轻患者的痛苦及不适感。③可以完成持续或间断给药、补液。④患者活动方便。⑤通过静脉留置针可以完成部分标本的采集。⑥可以减轻护士的工作量,提高工作效率。⑦随时保持静脉通路的通畅,便于急救和给药。适用于长期静脉输液,年老体弱、血管穿刺困难、小儿及全身衰竭的患者。可用于静脉输液、输血、动脉及静脉抽血。

静脉留置针可以分为周围静脉留置针和中央静脉留置针,一般推荐使用周围静脉留置针的方法。依据静脉留置针的种类、患者的情况等留置针可在血管内保留的时间为 3～5 天,最长不超过 7 天。

常用的静脉留置针是由针头部与肝素帽两部分组成。针头部:内有不锈钢丝导针,导针尖部突出于软硅胶导管针头部。肝素部:前端有硬塑活塞,后端橡胶帽封闭。肝素帽内腔有一中空管道,可容肝素。

1.目的

同密闭式静脉输液法。

2.评估

(1)患者病情、血液循环状况及自理能力,当前诊断及治疗情况。

(2)患者的心理状态及配合程度。

(3)穿刺部位皮肤、血管状况及肢体活动度。

3.操作前准备

(1)用物准备:同密闭式静脉输液。另备无菌手套一副、静脉留置针一套、敷贴一个、5 mL 注射器、输液盘内另备封管液、肝素帽(如果留置针肝素帽是非一次性使用者,可以反复穿刺,可不备肝素帽,只需要常规消毒原来的肝素帽后就可以封管)。

(2)患者准备:同密闭式静脉输液法。

(3)护士准备:着装整洁,修剪指甲,洗手、戴口罩。

(4)环境准备:清洁、宽敞,光线明亮,方便操作。

4.操作步骤

(1)同密闭式静脉输液法(1)～(6)。

(2)连接留置针与输液器:①打开静脉留置针及肝素帽或可来福接头外包装。②手持外包装将肝素帽(或可来福接头)对接在留置针的侧管上。③将输液器连接于肝素帽或可来福接头上。

(3)打开调节器,将套管针内的气体排于弯盘中,关闭调节器。

(4)选择穿刺部位,铺治疗巾,将小垫枕置于穿刺肢体下,在穿刺点上方10 cm处扎止血带。

(5)消毒皮肤,消毒范围直径要≥8 cm。待干,备胶布及透明敷贴。

(6)再次核对,旋转松动套管,调整针头斜面。

(7)再次排气,拔去针头保护套。

(8)穿刺:左手绷紧皮肤,右手持针翼在血管上方以 15°～30°进针,见回血,放平针翼再进针少许,左手持 Y 接口,右手后撤针芯约 0.5 cm,再持针座将外套管与针芯一同送入静脉,左手固定 Y 接口,右手撤出针芯。

(9)三松:松开止血带,打开调节器,嘱患者松拳。

(10)固定:待液体流入通畅后,用无菌透明敷贴对留置针管做密闭式固定,用胶布固定三叉接口和插入肝素帽的输液器针头及输液管,在胶布上注明日期和时间。

(11)同静脉输液(14)～(15)。

(12)封管:当输液完毕,要正确进行封管。拔出输液器针头,常规消毒肝素帽的胶塞,用注射器向肝素帽内注入封管液。

(13)再次输液:常规消毒肝素帽,将输液器上的针头插入肝素帽内,用胶布固定好,调节输液滴数。

(14)输液完毕后处理:不再需要继续输液时,要进行拔管。先撕下小胶布,再撕下无菌敷贴,把无菌棉签放于穿刺点前方,迅速拔出套管针,纵向按压穿刺点3～5分钟。

(15)协助患者适当活动穿刺肢体,取舒适卧位,整理床单位,清理用物。

(16)洗手,记录。

5.注意事项

(1)严格执行无菌原则和查对制度。皮肤消毒的面积应大于敷料覆盖的面积;穿刺过程中避免污染外套管。

(2)静脉的选择应尽量选择相对较粗、直、有弹性、无静脉瓣等利于固定的静脉,避开关节,减轻对血管的机械刺激。成人多选用上肢静脉,以头静脉、贵要静脉、肘正中静脉为宜。由于人体下肢静脉瓣多,血流缓慢,易发生静脉炎,故常不为首选。3岁以下患儿宜选用头皮静脉。

(3)注意药物配伍禁忌,根据医嘱、用药原则、患者的病情以及药物的性质,有计划、合理安排药物输入的顺序,以达最佳治疗效果。

(4)输液前要注意检查是否排尽输液管及针头内的空气,输液过程中要及时更换输液瓶,输液完毕要及时拔针,防止发生空气栓塞。

(5)在输液过程中应加强巡视,密切观察患者全身及置管局部,每次输液前要仔细检查套管是否在血管内,确认在血管内方可输入药物,防止渗漏到皮下造成组织损伤。如果发现导管堵塞,可以换管重新穿刺或采用尿激酶溶栓,禁忌加压将小血栓冲入血管内,防止造成血栓。每次输液前后,均应检查穿刺部位及静脉走行方向有无红肿,并询问患者有无疼痛与不适。如局部红、肿或疼痛反应时,及时拔管,对局部进行理疗处理。对仍需输液者应更换肢体另行穿刺。

(6)留置针保留时间参照产品说明书,要注明置管时间。一般可保留3～

5 天,不超过 7 天。连续输液 24 小时以上者,须每天更换输液器。

(7)封管时要注意边退针边注药,确保正压封管。

(8)向患者做好健康教育,说明药物的作用、可能出现的反应、处理办法及自我监测的内容等,对使用静脉留置针的肢体应妥善固定,注意保护,避免肢体下垂姿势。尽量减少肢体的活动,保持置管局部的清洁,在日常活动中避免污染或被水沾湿。如需要洗脸或洗澡时应用塑料纸将局部包裹好。

四、中心静脉穿刺置管输液

对于长期持续输液、输入高浓度或有刺激性的药物、静脉高营养、抢救危重患者以及周围静脉穿刺困难的患者,可采用中心静脉穿刺置管输液,以使患者能得到及时的治疗,挽救患者的生命。临床中常选用的中心静脉有颈内静脉、颈外静脉、锁骨下静脉。虽然中心静脉输液在临床有广泛的应用,但由于穿刺置管技术要求较高,一般由麻醉师或有经验的医师、护士在严格无菌的条件下完成。

(一)颈外静脉穿刺置管输液

颈外静脉是颈部最大的浅静脉,在下颌角后方垂直下降,越过胸锁乳突肌后缘,于锁骨上方穿过深筋膜,最后汇入锁骨下静脉,其走行表浅,位置较恒定,穿刺置入硅胶管后保留时间长。

1.目的

同密闭式静脉输液法。适用于:①需长期输液而周围静脉穿刺困难的患者。②长期静脉内滴注高浓度或刺激性药物或行静脉内高营养的患者。③周围循环衰竭而需测中心静脉压的患者。

2.评估

(1)患者病情、意识状况、活动能力,询问普鲁卡因过敏史。

(2)患者的心理状态及配合程度。

(3)穿刺部位皮肤、血管状况。

3.操作前准备

(1)用物准备。①治疗盘内盛:一次性输液器、皮肤消毒剂(2.5%碘酊,75%乙醇或0.5%碘附、安尔碘)、无菌棉签、输液液体、弯盘、输液卡、胶布、根据需要备网套、输液架、夹板及绷带。②无菌穿刺包:带内芯穿刺针两枚(长约 6.5 cm,内径 2 mm,外径 2.6 mm),硅胶管两根(长 25~30 cm,内径 1.2 mm,外径 1.6 mm),平头针两枚,洞巾一块,小纱布一块,纱布数块,镊子一把,无菌手套两副,5 mL、10 mL 注射器各一副,尖头刀片一个,弯盘一个。③其他:1%普鲁卡因注射液 10 mL,无菌生理盐水,无菌敷贴,0.4%枸橼酸钠生理盐水或 0.5%肝素盐水。

(2)患者准备:了解颈外静脉输液的目的和配合方法,穿刺前做普鲁卡因过敏试验,输液前排尿或排便,取舒适卧位。

(3)护士准备:着装整洁,修剪指甲,洗手、戴口罩。

(4)环境准备:清洁、宽敞,光线明亮,方便操作。

4.操作步骤

(1)洗手,戴口罩。

(2)核对,检查药液:备齐用物。按医嘱备药。核对药液瓶签(药名、浓度、剂量和有效期),检查药液质量。

(3)填写、贴输液瓶贴:根据医嘱填写输液卡,并将填好的输液瓶贴倒贴于输液瓶上。

(4)加药:①套瓶套;②用开瓶器启开输液瓶铝盖的中心部分(若塑料输液瓶直接拉掉瓶盖),常规消毒瓶塞;③按医嘱加入药物;④根据病情需要有计划地安排输液顺序。

(5)插输液器:检查并打开输液器,将输液器针头插入瓶塞内直到针头的根部,关闭调节器。

(6)核对,解释:携用物至患者床旁,核对患者的床号、姓名及药物名称、浓度、剂量、给药时间和方法,向患者解释操作目的和方法。

(7)排气:①挂输液瓶。②排出空气。将穿刺针的针柄夹于两手指之间,倒置墨菲滴管,打开调节器,使液体流出。当墨菲滴管内液面在 1/2~2/3 满时,迅速转正墨菲滴管,使液体慢慢流下,排尽输液管里的空气后,关紧调节器。

(8)取体位:协助患者去枕平卧,头偏向对侧后仰,必要时肩下垫一软枕。

(9)选择、确定穿刺点:操作者站在穿刺部位对侧或头侧。

(10)常规消毒局部皮肤,打开穿刺包,戴无菌手套,铺洞巾。

(11)局部麻醉:助手协助,操作者用细针头连接 5 mL 注射器抽吸利多卡因注射液,在皮肤穿刺点处做皮丘,并做皮下浸润麻醉。

(12)穿刺:操作者左手绷紧穿刺点上方皮肤,右手持粗针头注射器与皮肤呈45°进针,入皮后改为 25°沿颈外静脉方向穿刺。

(13)放置导丝:穿刺成功后,用左手固定穿刺针管,右手将导丝自穿刺孔插入,导丝插入长度约 40 cm 时拔出穿刺针。

(14)扩皮:沿着导丝插入扩张器,接触皮肤后按同一方向旋转,随导丝进入血管后撤出扩张器,并以左手用无菌纱布压迫穿刺点,防止出血。

(15)放置中心静脉导管:右手将中心静脉导管沿着导丝插入颈外静脉内,一边推进一边撤离导丝,当导管进入 14 cm 时,即可完全抽出导丝。

(16)再次抽回血:用装有肝素生理盐水溶液的注射器与导管尾端相连接,反复抽吸 2~3 次均可见回血,向导管内注入 2~3 mL 肝素生理盐水溶液,同时用固定夹夹住导管,撤下注射器,接好输液管接头。

(17)固定导管:将导管固定夹在近穿制点处缝合固定,用 75%乙醇棉球擦除局部血迹,待干后用无菌透明敷贴覆温穿刺点并固定硅胶管。

(18)接输液器:撤出洞巾,将输液接头与输液器控接,进行输液,调节滴速。

(19)输液完毕,将输液器与输液接头分离,将肝素理盐水溶液注入导管内进行封管。

(20)再次输液:消毒输液接头,连接输液器,调好滴速即可。

(21)停止置管:管前局部常规消毒,拆线后拔管,局部按压 5 分钟至不出血,消毒穿刺处皮肤,覆盖无菌敷料。

5.注意事项

(1)严格无菌技术操作,每天更换输液管及穿刺点敷料,常规消毒穿刺点与周围皮肤,用0.9%过氧乙酸溶液擦拭消毒硅胶管,防止感染,但不可用乙醇擦拭硅胶管。注意观察局部有无红肿。一般导管保留4~7 天。

(2)若颈外静脉插管插入过深,则较难通过锁骨下静脉与颈外静脉汇合处,此时可牵拉颈外静脉使汇合角变直,若仍不能通过则应停止送入导管,并轻轻退出少许,在此固定输液,防止盲目插入,导管在血管内打折。如导管质硬,可能会刺破血管发生意外。

(3)根据病情密切观察输液速度,不可随意打开调节器,使液体输入失控。

(4)当暂停输液时可用0.5%肝素盐水 2 mL 封管,防止凝血堵塞管腔。若已经发生凝血,应先用注射器抽出凝血块,再注入药液,若血块抽不出时,应边抽边拔管,切忌将凝血块推入血管内。

(5)局部出现肿胀或漏液,可能硅胶管已脱出静脉,应立即拔管。如出现不明原因发热时应考虑拔管,并剪下一段硅管送培养及做药敏试验。

(6)气管切开处严重感染者,不应做此插管。

(二)锁骨下静脉穿刺置管术

锁骨下静脉是腋静脉的延续,成人长 3~4 cm。在锁骨与第一肋骨之间,向内走行于胸锁关节后方与颈内静脉汇合为无名静脉,再向内与对侧无名静脉汇合成上腔静脉。位置较固定,管腔较大,多作为中心静脉穿刺置管部位,由于右侧无名静脉与上腔静脉几乎在同一直线,且距上腔静脉距离最近,加之右侧胸膜顶较左侧低,穿刺时不易损伤胸膜,故首选右侧穿刺。硅胶管插入后可保留较长时间。当输入大量高浓度溶液或刺激性较强的药物时,由于管腔较粗,血量较多,输入液体随即被稀释,对血管的刺激性较小。

1.目的

(1)全胃肠外营养(TPN)治疗者。

(2)需输入刺激性较强药物者(如化疗)。

(3)需长期输液而外周静脉穿刺困难者。

(4)经静脉放置心脏起搏器者。

(5)各种原因所致大出血,需迅速输入大量液体以纠正血容量不足,提高血压者。

(6)测定中心静脉压。

2.评估

(1)患者病情、意识状况、活动能力;询问普鲁卡因过敏史。

(2)患者的心理状态及配合程度。

(3)穿刺部位皮肤、血管状况。

3.操作前准备

(1)用物准备:治疗盘内盛周围静脉输液用物。无菌穿刺包:治疗巾一块、洞巾一块,小纱布一块,纱布数块,缝合针、持针器、结扎线、弯盘一个,镊子、尖头刀片一个。另备:中心静脉穿刺导管及穿刺针,无菌敷布,皮肤常规消毒用棉球,5 mL、20 mL 注射器各一具,肝素帽,1%普鲁卡因注射液 10 mL,0.9%氯化钠溶液,无菌敷贴,0.4%枸橼酸钠生理盐水或 0.5%～1%肝素盐水适量,1%甲紫。

(2)患者准备:了解锁骨下静脉穿刺置管输液的目的和配合方法;穿刺前做普鲁卡因过敏试验;穿刺前排尿或排便;取适当卧位。

(3)护士准备:着装整洁,修剪指甲,洗手、戴口罩。

(4)环境准备:清洁、宽敞,光线明亮,方便操作。

4.操作方法

(1)洗手,戴口罩。

(2)核对,解释:携用物到患者处,核对患者床号、姓名,向患者解释操作目的,过程及配合要点。

(3)体位:协助患者取仰卧位,头后仰 15°并偏向对侧,穿刺侧肩部垫一软枕使其略上提外展。

(4)选择穿刺点:用1%甲紫标记进针点及锁骨关节。

(5)消毒,麻醉:常规皮肤消毒、打开无菌穿刺包,戴无菌手套,铺洞巾,局部用2%利多卡因注射液浸润麻醉。

(6)试穿:将针尖指向进针点,自穿刺点进针,深度通常为2.5~4 cm,边进针边抽吸,见回血后再进针少许即可。

(7)穿刺针穿刺:试穿成功后,沿着试穿针的角度、方向及深度用穿刺针穿制。当回抽到静脉血时,表明针尖已经进入锁骨下静脉,减小进针角度,当回抽血液通畅时,置入导引钢丝至30 cm刻度平齐针尾时,撤出穿刺针,压迫穿刺点。

(8)置入扩张器:沿导引钢丝尾端置入扩张器,扩张穿刺处皮肤及皮下组织,将扩张器旋入血管后,用无菌纱布按压穿刺点并撤出扩张器。

(9)置入导管:沿导钢丝送入静脉置导管,待导管进入锁骨下静脉后,边退导引钢丝边插导管,回抽血液通畅,撤出导引钢丝桶入长度15 cm左右,退出导引钢丝,接上输液导管。

(10)检测:将装有生理盐水的注射器分别连接每个导管尾端,回抽血液后向管内注入2~3 mL生理盐水,锁定卡板,去下注射器,接上肝素帽。

(11)固定,连接:将导管固定于穿刺点处,透明敷贴固定,必要时缝合固定导管,连接输液器或接上CVP测压装置。

(12)输液完毕,将输液器与导管针栓孔分离,将肝素生理盐水溶液注入导管内进行封管,用无菌静脉帽塞住针栓孔,再用安全别针固定在敷料上。

(13)再次输液:消毒导管针栓孔,连接输液器,调好滴速即可。

(14)停止置管:硅胶管尾端接上注射器,边抽吸边拔管,局部加压数分钟,消毒穿刺处皮肤,覆盖无菌敷料。

五、静脉输液速度的调节

在输液过程中,每毫升溶液的滴数称该输液器的滴系数。目前常用输液器的滴系数有10、15、20等,以生产厂家输液器包装袋上标明的滴系数为准。

静脉输液的速度调节依据患者的年龄、身体状况、病情、药物的性质、治疗要求调节,一般成人40~60滴/分,儿童20~40滴/分。对年老、体弱、婴幼儿,心肺疾病患者,输入速度宜慢;滴注高渗溶液、含钾药物、升压药物等宜慢;严重脱水、心肺功能良好者,速度可适当加快。

(1)已知每分钟滴数与液体总量,计算输液所需的时间:输液时间(h)=液体总量(mL)×滴系数/每分钟滴数×60(min)。

（2）已知液体总量与计划需用的时间，计算每分钟滴数：每分钟滴数＝液体总量(mL)×滴系数/输液时间(min)。

（3）已知每分钟滴数，计算每小时输入量：每小时输入量(mL)＝每分钟滴数×60(min)/滴系数。

六、静脉输液时常见故障及排除方法

(一)溶液点滴不畅或不滴

（1）针头滑出血管外：液体进入皮下，局部肿胀、疼痛。处理方法为拔出针头，另选血管重新穿刺。

（2）针头斜面紧贴血管壁，造成不滴：调整针头位置或适当变换肢体位置或在头皮针尾部垫棉签等，直至点滴通畅。

（3）针头阻塞：检测方法为挤压输液管，感觉有阻力，松手后无回血，表示针头已阻塞，应更换针头和部位，重新穿刺。

（4）压力过低：适当调高输液瓶的位置。

（5）静脉痉挛：输入的液体温度过低，或环境温度过低可造成静脉痉挛。表现为局部无隆起，但点滴不畅可采用局部热敷以缓解静脉痉挛。

(二)墨菲滴壶内液面过高

（1）侧壁有调节孔的墨菲滴壶：夹住滴壶上端的输液管，打开调节孔，等液体降至露出液面时再关闭调节孔，松开上端即可。

（2）侧壁无调节孔的墨菲滴壶：取下输液瓶倾斜，使插入瓶中的针头露出液面，但须保持输液管通畅，待滴壶内露出液面时，再挂回到输液架上。

(三)墨菲滴壶内液面过低

（1）侧壁有调节孔的墨菲滴壶：先夹住滴壶下端的输液管，打开调节孔，待液面升高至1/2或2/3水平高度时再关闭调节孔，打开滴壶下端输液管即可。

（2）侧壁无调节孔的墨菲滴壶：可夹住滴壶下端的输液管，用手挤压滴壶，待液面升至适当水平高度时，松开滴壶下端输液管即可。

(四)滴壶内液面自行下降

在输液过程中，如果滴壶内液面自行下降，则应检查输液器上端是否有漏气或裂隙，必要时更换输液管。

七、常见输液反应与处理

由于输入的液体不纯、输液管不洁或长时间大量输入刺激性药液、多次反复穿刺等原因常常会出现一些并发症。由于输液引起的这些反应,称之为输液反应。常见的输液反应有以下内容。

(一)发热反应

由于输液过程中输入致热物质,如致热源、游离菌体蛋白、死菌、药物成分不纯等引起的发热。这些致热物质多来源于输液器具消毒灭菌不完全或在操作过程中未严格执行无菌操作造成污染,或输入的药液制剂不纯、保存不当被污染等。

1.主要临床表现

患者在输液过程中突然出现发热,症状较轻者发热常在 38 ℃左右,于停止输液后数小时内体温可恢复正常;严重者,初起有寒战,继而高热在 40～41 ℃,并伴有恶心、呕吐、头痛、周身不适,甚至有神经、精神症状。

2.发热反应的预防

首先输液用具必须严格灭菌;输液时严格执行无菌操作,防止输液器具、药液及穿刺部位被污染;认真检查输液用液体及输液管的质量及有效期;输液用具的保管应注意避免污染。

3.发热反应的处理

对于发热较轻的患者,可减慢或更换药液、输液器,注意保暖;严重者,须立即停止输液,并按高热护理方法对患者进行处理。同时应配合医师共同合作处理,必要时按医嘱给地塞米松 5 mg 或盐酸异丙嗪 25 mg 等治疗。剩余液体和输液管送检查找反应原因。

(二)静脉炎及血栓性静脉炎

静脉炎是由于输入刺激性较强的溶液或静脉内放置刺激性较强的塑料管时间过长,引起局部静脉壁化脓性炎症或机械性损伤;或由于输液过程中未严格执行无菌操作,导致局部静脉感染。如果血管内膜严重受损,致使血小板黏附其上而形成血栓,则称为血栓性静脉炎。

1.主要临床表现

沿静脉走向出现条索状红线,局部组织红、肿、热、痛,有时伴有全身发热症状。

2.静脉炎的预防

避免感染,减少对血管壁的刺激。在输液过程中,严格执行无菌技术操作,对刺激性强的药物要充分稀释,并防止药液溢出血管外。同时注意保护静脉,需长期输液者应有计划地更换注射部位。静脉置管者做好留置导管的护理。

3.静脉炎的处理

对已经出现静脉炎的部位,可抬高患肢,局部用 95% 乙醇或 50% 硫酸镁行湿热敷或用中药如意金黄散外敷,可达到消炎、止痛、收敛、增加舒适的作用;局部还可用超短波理疗。如已合并感染,应根据医嘱给予抗生素治疗。

(三)循环负荷过重反应

由于输液速度过快,或患者原有心肺功能不良者,在短时间内输入过多液体,使循环血容量急剧增加,致心脏负担过重而引起心力衰竭、肺水肿。

1.主要表现

急性左心衰竭的症状,患者突感胸闷、呼吸急促、咳嗽、咳粉红色泡沫痰,面色苍白、出冷汗、心前区疼痛或有压迫感,严重者可自口鼻涌出大量的泡沫样血性液体;肺部布满湿啰音;脉搏快且弱;还可有尿量减少、水肿、腹水、颈静脉怒张等症状。

2.循环负荷过重反应的预防

为防止患者出现循环负荷过重反应,输液时要控制输液速度不宜过快,对老年人、小儿及心肺功能不良者尤应注意。

3.循环负荷过重反应的处理

(1)输液过程中加强巡视注意观察,一旦发现,应立即停止输液,并通知医师。

(2)病情允许的患者可取端坐位,两腿下垂,以减少下肢静脉回流,减轻心脏负担。

(3)按医嘱给予血管扩张药,扩张周围血管,减轻循环负荷,缓解肺水肿;给予利尿药,有助于缓解肺水肿。

(4)高流量吸氧,湿化瓶内注入 20%~30% 乙醇,以降低肺泡内泡沫表面的张力,使泡沫破裂、消散,从而改善肺泡内的气体交换,减轻缺氧症状。

(5)根据医嘱给予氨茶碱和毛花苷 C 等药物。

(6)必要时可进行四肢轮扎,有效地减少静脉回心血量。但注意掌握轮扎时间、部位及观察肢体情况,每 5~6 分钟轮流放松一个肢体的止血带。另外还可采用静脉放血的方法,每次放血量为 200~300 mL,以缓解循环负荷过重状况。

(四)空气栓塞

空气经静脉进入循环,可导致严重后果,甚至导致死亡。原因是空气进入静脉,随血液循环进入右心房,再到右心室,如空气量少则随血液被压入肺动脉,再分散到肺小动脉,最后到肺毛细血管后被打散、吸收,损害较小;当大量的空气进入右心室可阻塞肺动脉入口,使血液无法进入肺内,从而导致气体交换障碍,机体严重缺氧,可致患者立即死亡。

造成空气栓塞的原因是输液导管内空气未排净、导管连接不紧、有缝隙;或在加压输液、输血时无人看守导致液体走空等;更换药液不及时,更换药液后未检查输液管内是否进气,当输液管走空范围较大或滴壶以下部分进气未采取措施,则在更换药液后由于液体的压力,将气体压入静脉。

1.主要症状和体征

患者突然出现胸部感觉异常不适或有胸骨后疼痛,随即出现呼吸困难,严重发绀,濒死感、心前区可听到响亮持续的"水泡音",心电图检查表现为心肌缺血和急性肺心病的改变。严重者意识丧失、死亡。

2.空气栓塞的预防

由于空气栓塞可造成严重后果,甚至导致患者死亡,因而在输液时必须排净空气,及时更换药液,每次更换药液都要认真检查输液管内是否有空气,滴壶液面是否过低,发现异常及时予以调整。如需加压输液、输血,护士应严密监测,不得随意离开患者。

3.空气栓塞的处理

一旦发生空气进入静脉,嘱患者立即取左侧卧位,病情允许最好取头低足高位,该体位有利于气体浮向右心室尖部,避免阻塞肺动脉口,从而防止发生肺阻塞,再者由于心脏不断跳动,可将空气混成泡沫,分次小量进入肺动脉内,以免发生肺栓塞。如果可能,也可通过中心静脉导管抽出空气。

第三节 心电图检查技术

一、心电图检查

(一)目的

(1)用于观察和诊断各种心律失常、心肌病及冠状动脉供血情况。

(2)了解某些药物作用、电解质紊乱对心肌的影响。

(3)了解某些内分泌疾病对心肌的影响。

(二)评估

1.评估患者

(1)双人核对医嘱。

(2)核对患者床号、姓名、病历号和腕带(请患者自己说出床号和姓名)。

(3)评估患者的病情、治疗情况、心理及意识状态和合作程度。

(4)评估患者胸部皮肤是否完整,有无破损、有无瘢痕。

(5)向患者解释操作目的、方法和注意事项,并指导患者配合。

(6)评估患者 30 分钟内有无剧烈活动、情绪激动、吸烟、沐浴等。

2.评估环境

安静整洁,宽敞明亮,床旁电源完好。床旁隔帘遮挡,保护患者隐私。附近无磁场影响。室温保持不低于 18 ℃,避免因寒冷引起的肌电干扰。

(三)操作前准备

1.人员准备

仪表整洁,符合要求。洗手,戴口罩。

2.物品准备

治疗车上层放置心电图机、无菌生理盐水、无菌棉签和快速手消毒剂。以上物品符合要求,均在有效期内。治疗车下层放置生活垃圾桶、医疗废物桶。

(四)操作程序

(1)携用物推车至患者床旁,核对床号、姓名、病历号和腕带(请患者自己说出床号和姓名)。

(2)协助患者取仰卧位,充分休息,拉好遮挡帘,解开衣扣,暴露胸部,露出手腕以及脚腕,放松肢体,保持平静呼吸。

(3)如果放置电极的位置皮肤有污垢或毛发过多,应预先清洁皮肤或剃毛,应用导电膏清洁皮肤。

(4)再次核对患者床号和姓名,接通电源,安放导联电极。①肢体导联。右上肢(RA/R):红;左上肢(LA/L):黄;右下肢(RL/RF):黑;左下肢(LL/F):绿。②胸前导联。V_1:胸骨右缘。V_2:胸骨左缘。V_3:V_2、V_4连线中点。V_4:左锁骨中线与第五肋间交点。V_5:左腋前线同 V_4 水平处。V_6:左腋中线同 V_4 水平处。

(5)采集心电图:①开机,输入患者姓名、病历号、年龄及性别。②按"ECG"键采集报告并预览,再按一次此键打印、出图。③完成心电图的采集及打印。

④关机并取下心电图纸。

(6)整理用物,协助患者穿衣,核对患者床号、姓名和腕带,取舒适卧位,将遮挡帘拉开,整理床单位。快速手消毒剂消毒双手,推车回治疗室,整理用物。

(7)洗手,按要求书写护理记录单。

(五)注意事项

(1)电极位置安放准确,以免因错放电极位置影响心电图结果。

(2)及时记录心电图检查的时间,有无症状,以免延误病情。

(3)尽量避免用生理盐水代替导电膏,这样做容易引起心电图基线漂移或其他伪差。

(4)女性乳房下垂者应托起乳房,将 V_3、V_4、V_5 导联电极安置在乳房下缘胸壁上,不应该安置在乳房上。

(5)描记 V_7、V_8、V_9 导联心电图时,尽量取仰卧位。

(6)不要将接左、右下肢的电极都放在一侧下肢,这种做法降低了心电图机抗交流电干扰的性能。

(7)疑有或确诊急性心肌梗死患者首次做常规心电图检查时必须加做 V_3R、V_4R、V_5R、V_7、V_8、V_9,并在各导联位置用记号笔标记,使电极定位准确,以便动态比较。

(8)用手动方式记录心电图时,每次切换导联后,必须等到基线稳定后再启动记录纸,每个导联记录的长度不应少于 4 个完整的心动周期。

(9)用完心电图机及时充电,使之处于良好备用状态。

第二章

神经内科护理

第一节 面神经炎

一、概念和特点

面神经炎是由茎乳孔内面神经非特异性炎症所致的周围性面瘫,又称为特发性面神经麻痹,或称贝尔麻痹,是一种最常见的面神经瘫痪疾病。

二、病理生理

其早期病理改变主要为神经水肿和脱髓鞘,严重者可出现轴突变性,以茎乳孔和面神经管内部分尤为显著。

三、病因与诱因

面神经炎的病因尚未完全阐明。受凉、感染、中耳炎、茎乳孔周围水肿及面神经在面神经管出口处受压、缺血、水肿等均可引起发病。

四、临床表现

(1)本病任何年龄、任何季节均可发病,男性比女性略多。一般为急性发病,常于数小时或1~3天症状达到高峰。

(2)主要表现为一侧面部表情肌瘫痪,额纹消失,不能皱额蹙眉;眼裂闭合不能或闭合不完全;病侧鼻唇沟变浅,口角歪向健侧(露齿时更明显);吹口哨及鼓腮不能等。

(3)病初可有侧耳后麻痹或下颌角后疼痛。少数人可有茎乳孔附近及乳突压痛。面神经病变在中耳鼓室段者可出现说话时回响过度和病侧舌前2/3味觉缺失。影响膝状神经节者,除上述表现外,还出现病侧乳突部疼痛,耳郭与外耳道感觉减退,外耳道或鼓膜出现疱疹,称为 Hunt 综合征。

五、辅助检查

面神经传导检查对早期(起病 5~7 天)完全瘫痪者的预后判断是一项有用的检查方法,EMG 检查表现为病侧诱发的肌电动作电位 M 波波幅明显减低,如为对侧正常的 30% 或以上者,则可望在 2 月内完全恢复。如为 10%~29% 者则需要 2~8 个月才能恢复,且有一定程度的并发症;如仅为 10% 以下者则需要 6~12 个月才有可能恢复,并常伴有并发症(面肌痉挛等);如病后 10 天内出现失神经电位,恢复时间将延长。

六、治疗

改善局部血液循环,减轻面部神经水肿,促使功能恢复。

(1)急性期应尽早使用糖皮质激素,可用泼尼松 30 mg 口服,1 次/天,或地塞米松静脉滴注 10 mg/d,疗程 1 周左右,并用大剂量维生素 B_1、维生素 B_{12} 肌内注射,还可以采用红外线照射或超短波透热疗法。若为带状疱疹引起者,可口服阿昔洛韦 7~10 天。眼裂不能闭合,可根据情况使用眼膏、眼罩,或缝合眼睑以保护角膜。

(2)恢复期可进行面肌的被动或主动运动训练,也可采用碘离子透入理疗、针灸、高压氧等治疗。

(3)2~3 个月后,对自愈较差的高危患者可行面神经减压手术,以争取恢复的机会。发病后 1 年以上仍未恢复者,可考虑整容手术或面-舌下神经或面-副神经吻合术。

七、护理评估

(一)一般评估

1.生命体征

一般无特殊。体温升高常见于感染。

2.患者的主诉

(1)诱因:发病前有无受凉、感染、中耳炎。

(2)发作症状:发作时有无侧耳后麻痹或下颌角后疼痛,一侧面部表情肌瘫痪,额纹消失,不能皱额蹙眉;眼裂闭合不能或闭合不完全;病侧鼻唇沟变浅,口角歪向健侧(露齿时更明显);不能吹口哨及鼓腮。

(3)发病形式:是否急性发病,持续时间,症状的部位、范围、性质、严重程度等。

（4）既往检查、治疗经过及效果,是否有遵医嘱治疗。目前情况包括使用药物的名称、剂量、用法和有无不良反应。

3.其他

体重与身高（BMI）、体位、皮肤黏膜、饮食状况及排便情况的评估和/或记录结果。口腔卫生评估:评估患者的口腔卫生清洁程度,患侧脸颊是否留有食物残渣。疼痛的评估:使用口诉言词评分法、数字等级评定量表、面部表情测量图对疼痛程度、疼痛控制及疼痛不良作用的评估。

（二）身体评估

1.头颈部

（1）外观评估:患侧额皱纹是否浅,眼裂是否增宽。鼻唇沟是否浅,口角是否低,口是否向健侧歪斜。

（2）运动评估:让患者做皱额、闭眼、吹哨、露齿、鼓气动作,比较两侧是否相等。

（3）味觉评估:让患者伸舌,检查者以棉签或毛笔蘸少许试液（醋、盐、糖等）,轻擦于舌之前部,如有味觉可以手指预定符号表示,不能伸舌和讲话。先试可疑一侧再试健侧。每种味觉试验完毕时,需用温水漱口,一般舌尖对甜、咸味最敏感,舌后边对酸味最敏感。

2.胸部

无特殊。

3.腹部

无特殊。

4.四肢

无特殊。

（三）心理-社会评估

（1）了解患者对疾病知识特别是预后的知晓情况。

（2）观察患者有无心理异常的表现,患者面部肌肉出现瘫痪,自身形象改变,容易导致其焦虑和急躁的情绪。

（3）了解其患者家庭经济状况,家属及社会支持程度。

(四)辅助检查结果的评估

1.常规检查

一般无特殊,注意监测体温、血常规有无异常。

2.面神经传导检查

有无异常。

(五)常用药物治疗效果的评估

以糖皮质激素为主要用药。

(1)服用药物的具体情况:是否餐后服用,主要剂型、剂量与持续用药时间。

(2)胃肠道反应评估:这是口服糖皮质激素最常见的不良反应,主要表现为上腹痛、恶心及呕吐等。

(3)出血评估:糖皮质激素可致诱发或加剧胃和十二指肠溃疡的发生,严重时引起出血甚至穿孔。患者服药期间,应定期检测血常规和异常出血的情况。

(4)体温变化及其相关感染灶的表现:皮质激素对机体免疫反应有多个环节的抑制作用,削弱机体的抵抗力。容易诱发各种感染的发生有关,尤其是上呼吸道、泌尿道、皮肤(含肛周)的感染。

(5)神经精神症状的评估:小剂量皮质激素可引起精神欣快感,而大剂量则出现兴奋、多语、烦躁不安、失眠、注意力不集中和易激动等精神症状,少数尚可出现幻觉、幻想谵妄、昏睡等症状,也有企图自杀者,这种精神失常可迅速恶化。

八、主要护理诊断/问题

(1)身体意象紊乱:与面神经麻痹所致口角歪斜等有关。

(2)疼痛:下颌角或乳突部疼痛:与面神经病变累及膝状神经节有关。

九、护理措施

(一)心理护理

患者突然出现面部肌肉瘫痪,自身形象改变,害怕遇见熟人,不敢出现在公共场所。容易导致焦虑、急躁情绪。应观察有无心理异常的表现,鼓励患者表达对面部形象改变后的心理感受和对疾病预后担心的真实想法;告诉患者本病大多预后良好,并介绍治愈病例,指导克服焦躁情绪和害羞心理,正确对待疾病,积极配合治疗;同时护士在与患者谈话时应语言柔和、态度和蔼亲切,避免任何伤害患者自尊的言行。

(二)休息与修饰指导

急性期注意休息,防风、防寒,尤其患侧耳后茎乳孔周围应予保护,预防诱发。外出时可戴口罩,系围巾,或使用其他改善自身形象的恰当修饰。

(三)饮食护理

选择清淡饮食,避免粗糙、干硬、辛辣食物,有味觉障碍的患者应注意食物的冷热度,以防烫伤口腔黏膜;指导患者饭后及时漱口,清除口腔患侧滞留食物,保持口腔清洁,预防口腔感染。

(四)预防眼部并发症

眼睑不能闭合或闭合不全者予以眼罩、眼镜遮挡及点眼药等保护,防止角膜炎、溃疡。

(五)功能训练

指导患者尽早开始面肌的主动与被动运动。只要患侧面部能运动,就应进行面肌功能训练,可对着镜子做皱眉、抬额、闭眼、露齿、鼓腮和吹口哨等运动,每天数次,每次 5~15 分钟,并辅以面肌按摩,以促进早日康复。

(六)就诊指标

受凉、感染、中耳炎后出现一侧面部表情肌瘫痪,额纹消失,不能皱额蹙眉;眼裂闭合不能或闭合不完全;病侧鼻唇沟变浅,口角歪向健侧(露齿时更明显);不能吹口哨及鼓腮以及侧耳后麻痹或下颌角后疼痛,及时就医。

十、护理效果评价

(1)患者能够正确对待疾病,积极配合治疗。

(2)患者能够掌握相关疾病知识,做好外出的自我防护。

(3)患者口腔清洁舒适,无口腔异物、异味及口臭,无烫伤。

(4)患者无角膜炎、溃疡的发生。

(5)患者积极参与康复锻炼,坚持自我面肌功能训练。

(6)患者对治疗效果满意。

第二节 三叉神经痛

一、概念和特点

三叉神经痛是一种原因未明的三叉神经分布区内闪电样反复发作的剧痛，不伴三叉神经功能破坏的症状，又称为原发性三叉神经痛。

二、病理生理

三叉神经感觉根切断术活检可见神经节细胞消失、炎症细胞浸润，神经鞘膜不规则增厚、髓鞘瓦解，轴索节段性蜕变、裸露、扭曲、变形等。

三、病因与诱因

原发性三叉神经痛病因尚未完全明了，周围学说认为病变位于半月神经节到脑桥间部分，是由于多种原因引起的压迫所致；中枢学说认为三叉神经痛为一种感觉性癫痫样发作，异常放电部位可能在三叉神经脊束核或脑干。

发病机制迄今仍在探讨之中。较多学者认为是各种原因引起三叉神经局部脱髓鞘产生异位冲动，相邻轴索纤维伪突触形成或产生短路，轻微痛觉刺激通过短路传入中枢，中枢传出冲动亦通过短路传入，如此叠加造成三叉神经痛发作。

四、临床表现

(1)70％～80％的病例发生在40岁以上，女性稍多于男性，多为一侧发病。

(2)以面部三叉神经分布区内突发的剧痛为特点，似触电、刀割、火烫样疼痛，以面颊部、上下颌或舌疼痛最明显；口角、鼻翼、颊部和舌等处最敏感，轻触、轻叩即可诱发，故有"触发点"或"扳机点"之称。严重者洗牙、刷牙、谈话、咀嚼都可以诱发，以致不敢做这些动作。发作时患者常常双手紧握拳或握物，或用力按压痛部，或用手擦痛部，以减轻疼痛。因此，患者多出现面部皮肤粗糙、色素沉着、眉毛脱落等现象。

(3)每次发作从数秒至2分钟不等。其发作来去突然，间歇期完全正常。

(4)疼痛可固定累及三叉神经的某一分支，尤以第二、三支多见，也可以同时累及两支，同时三支受累者少见。

(5)病程可呈周期性，开始发作次数较少，间歇期长，随着病程进展使发作逐渐频繁,间歇期缩短,甚至整日疼痛不止。本病可以缓解,但极少自愈。

(6)原发性三叉神经痛者神经系统检查无阳性体征。继发性三叉神经疼痛,多伴有其他脑神经及脑干受损的症状及体征。

五、辅助检查

(一)螺旋 CT 检查

螺旋 CT 检查能更好地显示颅底三孔区正常和病理的颅脑组织结构和骨质结构。对于发现和鉴别继发性三叉神经痛的原因及病变范围尤为有效。

(二)MRI 综合成像

快速梯度回波(FFE)加时间飞跃法即 TOF 法技术。它可以同时兼得三叉神经和其周围血管的影像,已作为 MRI 对于三叉神经痛诊断和鉴别诊断的首选检查。

六、治疗

(一)药物治疗

卡马西平首选,开始为 0.1 g,2 次/天,以后每天增加 0.1 g,最大剂量不超过 1.0 g/d。直到疼痛消失,然后再逐渐减量,最小有效维持剂量常为 0.6～0.8 g/d。如卡马西平无效可考虑苯妥英钠 0.1 g 口服,3 次/天。如两药无效时可试用氯硝西泮 6～8 mg/d 口服。40%～50%病例可有效控制发作,25%疼痛明显缓解。可同时服用大剂量维生素 B_{12},1 000～2 000 μg,肌内注射,2～3 次/周,4～8 周为 1 个疗程,部分患者可缓解疼痛。

(二)经皮半月神经节射频电凝治疗法

采用射频电凝治疗对大多数患者有效,可缓解疼痛数月至数年。但可致面部感觉异常、角膜炎、复视、咀嚼无力等并发症。

(三)封闭治疗

药物治疗无效者可行三叉神经纯乙醇或甘油封闭治疗。

(四)手术治疗

以上治疗长达数年无效且又能耐受开颅手术者可考虑三叉神经终末支或半月神经节内感觉支切断术,或行微血管减压术。手术治疗虽然止痛疗效良好,但也有可能失败或产生严重的并发症,出现术后复发,甚至有生命危险等。因此,只有经过上述几种治疗后仍无效且剧痛难忍者才考虑手术治疗。

七、护理评估

(一)一般评估

1.生命体征

一般无特殊。

2.患者的主诉

有无三叉神经痛的临床表现。

3.相关记录

患者神志、年龄、性别、体重、体位、饮食、睡眠、皮肤等记录结果。尤其疼痛的评估:包括对疼痛程度、疼痛控制及疼痛不良作用的评估。主要包括以下3个方面。

(1)疼痛强度的单维测量。

(2)疼痛分成感觉强度和不愉快2个维度来测量。

(3)对疼痛经历的感觉、情感及认知评估方面的多维评估。

(二)身体评估

1.头颈部

(1)角膜反射:患者向一侧注视,用捻成细束的棉絮由外向内轻触角膜,反射动作为双侧直接和间接的闭眼活动。角膜反射可以受多种病变的影响。如一侧三叉神经受损造成角膜麻木时,刺激患侧角膜则双侧均无反应,而在做健侧角膜反射时,仍可引起双侧反应。

(2)腭反射:用探针或棉签轻刺软腭弓、咽腭弓边缘,正常时可引起腭帆上提,伴恶心或呕吐反应。当一侧反射消失,表明检查侧三叉神经、舌咽神经和迷走神经损害。

(3)眉间反射:用叩诊锤轻轻叩击两眉之间的部位,可出现两眼轮匝肌收缩和两眼睑闭合。一侧三叉神经及面神经损害,均可使该侧眉间反射减弱或消失。

(4)运动功能的评估:检查时,首先应注意观察患者两侧颞部及颌部是否对称,有无肌萎缩,然后让患者用力反复咬住磨牙,检查时双手掌按触两侧咬肌和颞肌,如肌肉无收缩,或一侧有明显肌收缩减弱,即有判断价值。另外可嘱患者张大口,观察下颌骨是否有偏斜,如有偏斜证明三叉神经运动支受损。

(5)感觉功能的评估:检查时,可用探针轻划(测触感)与轻刺(测痛感)患侧的三叉神经各分布区的皮肤与黏膜,并与健侧相比较。如果痛觉丧失时,需再做温度觉检查,以试管盛冷热水试之。可用两支玻璃管分盛0～10 ℃的冷水和

40～50 ℃温水交替地接触患者的皮肤,请其报出"冷"和"热"。

2.胸部

无特殊。

3.腹部

无特殊。

4.四肢

无特殊。

(三)心理-社会评估

1.疾病知识

患者对疾病的性质、过程、防治及预后知识的了解程度。

2.心理状况

了解疾病对其日常生活、学习和工作的影响,患者能否面对现实、适应角色转变,有无人格改变、反应迟钝、记忆力及计算力下降或丧失等精神症状。

3.社会支持系统

了解家庭的组成、经济状况、文化教育背景;家属对患者的关心、支持以及对患者所患疾病的认识程度;了解患者的工作单位或医疗保险机构所能承担的帮助和支持情况;患者出院后的继续就医条件,居住地的社区保健资源或继续康复治疗的可能性。

(四)辅助检查结果的评估

1.常规检查

一般无特殊,注意监测肝肾功能有无异常。

2.头颅 CT

颅底三孔区的颅脑组织结构和骨质结构有无异常。

3.MRI 综合成像

三叉神经和其周围血管的影像有无异常。

(五)常用药物治疗效果的评估

1.卡马西平

(1)用药剂量、时间、方法的评估与记录。

(2)不良反应的评估:头晕、嗜睡、口干、恶心、消化不良等,多可消失。出现皮疹、共济失调、昏迷、肝功能受损、心绞痛、精神症状时需立即停药。

(3)血液系统毒性反应的评估:本药最严重的不良反应,但较少见,可产生持续性白细胞数减少、单纯血小板数减少及再生障碍性贫血。

2.苯妥英钠

(1)服用药物的具体情况:是否餐后服用,主要剂型、剂量与持续用药时间。

(2)不良反应的评估:本品不良反应小,长期服药后常见眩晕、嗜睡、头晕、恶心、呕吐、厌食、失眠、便秘、皮疹等反应,亦可有变态反应。有时有牙龈增生(儿童多见,并用钙盐可减轻),偶有共济失调、白细胞数减少、巨细胞贫血、神经性震颤;严重时有视力障碍及精神错乱、紫癜等。长期服用可引起骨质疏松,孕妇服用有可能致胎儿畸形。

3.氯硝西泮

(1)服用药物的具体情况:是否按时服用,主要剂型、剂量与持续用药时间。

(2)不良反应的评估:最常见的不良反应为嗜睡、步态不稳及行为紊乱,老年患者偶见短暂性精神错乱,停药后消失。偶有一过性头晕、全身瘙痒、复视等不良反应。对孕妇及闭角性青光眼患者禁用。对肝肾功能有一定的损害,故对肝肾功能不全者应慎用或禁用。

八、主要的护理诊断/问题

(1)疼痛:面颊、上下颌及舌疼痛与三叉神经受损(发作性放电)有关。

(2)焦虑:与疼痛反复、频繁发作有关。

九、护理措施

(一)避免发作诱因

由于本病为突然、反复发作的阵发性剧痛,患者非常痛苦,加之咀嚼、哈欠和讲话均可能诱发,患者常不敢洗脸、刷牙、进食和大声说话等,故表现为面色憔悴、精神抑郁和情绪低落,应指导患者保持心情愉快,生活有规律、合理休息、适度娱乐;选择清淡、无刺激的饮食,严重者可进食流质;帮助患者尽可能减少刺激因素,如保持周围环境安静、室内光线柔和,避免因周围环境刺激而产生焦虑情绪,以致诱发或加重疼痛。

(二)疼痛护理

观察患者疼痛的部位、性质,了解疼痛的原因与诱因;与患者讨论减轻疼痛的方法与技巧,鼓励患者运用指导式想象、听轻音乐、阅读报纸杂志等分散注意力,以达到精神放松、减轻疼痛。

(三)用药护理

指导患者遵医嘱正确服用止痛药,并告知药物可能出现的不良反应,如服用卡马西平应先行血常规检查以了解患者的基本情况,用药2个月内应2周检查血常规1次。如无异常情况,以后每3个月检查血常规1次。

(四)就诊指标

出现头晕、嗜睡、口干、恶心、步态不稳、肝功能损害、皮疹和白细胞计数减少及时就医;患者不要随意更换药物或自行停药。

十、护理效果评价

(1)患者疼痛程度得到有效控制,达到预定疼痛控制目标。

(2)患者能正确认识疼痛并主动参与疼痛治疗护理。

(3)患者不舒适被及时发现,并予以相应处理。

(4)患者掌握相关疾病知识,遵医行为好。

(5)患者对治疗效果满意。

第三节 偏 头 痛

偏头痛是一类发作性且常为单侧的搏动性头痛。发病率各家报告不一,Solomon描述约6%的男性,18%的女性患有偏头痛,男女之比为1:3;Wilkinson的数字为约10%的英国人口患有偏头痛;Saper报告在美国约有2 300万人患有偏头痛,其中男性占6%,女性占17%。偏头痛多开始于青春期或成年早期,约25%的患者于10岁以前发病,55%的患者发生在20岁以前,90%以上的患者发生于40岁以前。在美国,偏头痛造成的社会经济负担为10亿~17亿美元。在我国也有大量患者因偏头痛而影响工作、学习和生活。多数患者有家庭史。

一、病因与发病机制

偏头痛的确切病因及发病机制仍处于讨论之中。很多因素可诱发、加重或缓解偏头痛的发作。通过物理或化学的方法,学者们也提出了一些学说。

(一)激发或加重因素

对于某些个体而言,很多外部或内部环境的变化可激发或加重偏头痛发作。

(1)激素变化:口服避孕药可增加偏头痛发作的频度;月经是偏头痛常见的触

发或加重因素("周期性头痛");妊娠、性交可触发偏头痛发作("性交性头痛")。

(2)某些药物:某些易感个体服用硝苯地平、硝酸异山梨酯或硝酸甘油后可出现典型的偏头痛发作。

(3)天气变化:特别是天气转热、多云或天气潮湿。

(4)某些食物添加剂和饮料:最常见者是酒精性饮料,如某些红葡萄酒;奶制品,奶酪,特别是硬奶酪;咖啡;含亚硝酸盐的食物,如汤、热狗;某些水果,如柑橘类水果;巧克力("巧克力性头痛");某些蔬菜;酵母;人工甜食;发酵的腌制品如泡菜;味精。

(5)运动:头部的微小运动可诱发偏头痛发作或使之加重,有些患者因惧怕乘车引起偏头痛发作而不敢乘车;踢足球的人以头顶球可诱发头痛("足球运动员偏头痛");爬楼梯上楼可出现偏头痛。

(6)睡眠过多或过少。

(7)一顿饭漏吃或延后。

(8)抽烟或置身于烟中。

(9)闪光、灯光过强。

(10)紧张、生气、情绪低落、哭泣("哭泣性头痛");很多女性逛商场或到人多的场合可致偏头痛发作;国外有人骑马时尽管拥挤不到一分钟,也可使偏头痛加重。

在激发因素中,剂量、联合作用及个体差异尚应考虑。如对于敏感个体,吃一片橘子可能不致引起头痛,而吃数枚橘子则可引起头痛。有些情况下,吃数枚橘子也不引起头痛发作,但如同时有月经的影响,这种联合作用就可引起偏头痛发作。有的个体在商场中待一会儿即出现发作,而有的个体仅于商场中久待才出现偏头痛发作。

偏头痛尚有很多改善因素。有人于偏头痛发作时静躺片刻,即可使头痛缓解。有人于光线较暗淡的房间闭目而使头痛缓解。有人于头痛发作时喜以双手压迫双颞侧,以期使头痛缓解,有人通过冷水洗头使头痛得以缓解。妇女绝经后及妊娠 3 个月后偏头痛趋于缓解。

(二)有关发病机制的几个学说

1.血管活性物质

在所有血管活性物质中,5-HT学说是学者们提及最多的一个。人们发现偏头痛发作期血小板中5-HT浓度下降,而尿中 5-HT 代谢物 5-HT 羟吲哚乙酸增加。脑干中 5-HT 能神经元及去甲肾上腺素能神经元可调节颅内血管舒缩。

很多 5-HT 受体拮抗剂治疗偏头痛有效。以利血压耗竭 5-HT 可加速偏头痛发生。

2.三叉神经血管脑膜反应

曾通过刺激啮齿动物的三叉神经,可使其脑膜产生炎性反应,而治疗偏头痛药物麦角胺,双氢麦角胺、舒马曲坦等可阻止这种神经源性炎症。在偏头痛患者体内可检测到由三叉神经所释放的降钙素基因相关肽(CGRP),而降钙素基因相关肽为强烈的血管扩张剂。双氢麦角胺、舒马曲坦既能缓解头痛,又能降低降钙素基因相关肽含量。因此,偏头痛的疼痛是由神经血管性炎症产生的无菌性脑膜炎。Wilkinson 认为三叉神经分布于涉痛区域,偏头痛可能就是一种神经源性炎症。Solomon 在复习儿童偏头痛的研究文献后指出,儿童眼肌瘫痪型偏头痛的复视源于海绵窦内颈内动脉的肿胀伴第Ⅲ对脑神经的损害。另一种解释是小脑上动脉和大脑后动脉肿胀造成的第Ⅲ对脑神经的损害,也可能为神经的炎症。

3.内源性疼痛控制系统障碍

中脑水管周围及第四脑室室底灰质含有大量与镇痛有关的内源性阿片肽类物质,如脑啡肽、β-内啡肽等。正常情况下,这些物质通过对疼痛传入的调节而起镇痛作用。虽然报告的结果不一,但多数报告显示偏头痛患者脑脊液或血浆中 β-内啡肽或其类似物降低,提示偏头痛患者存在内源性疼痛控制系统障碍。这种障碍导致患者疼痛阈值降低,对疼痛感受性增强,易于发生疼痛。鲑钙紧张素治疗偏头痛的同时可引起患者血浆 β-内啡肽水平升高。

4.自主功能障碍

自主功能障碍很早即引起了学者们的重视。瞬时心率变异及心血管反射研究显示,偏头痛患者存在交感功能低下。24 小时动态心率变异研究提示,偏头痛患者存在交感、副交感功能平衡障碍。也有学者报道偏头痛患者存在瞳孔直径不均,提示这部分患者存在自主功能异常。有人认为在偏头痛患者中的猝死现象可能与自主功能障碍有关。

5.偏头痛的家族聚集性及基因研究

偏头痛患者具有肯定的家族聚集性倾向。遗传因素最明显,研究较多的是家族性偏瘫型偏头痛及基底型偏头痛。有先兆偏头痛比无先兆偏头痛具有更高的家族聚集性。有先兆偏头痛和偏瘫发作可在同一个体交替出现,并可同时出现于家族中,基于此,学者们认为家族性偏瘫型偏头痛和非复杂性偏头痛可能具有相同的病理生理和病因。Baloh 等报告了数个家族,其家族中多个成员出现偏头痛性质的头痛,并有眩晕发作或原发性眼震,有的晚年继发进行性周围性前庭功能丧失,有的家族成员发病年龄趋于一致,如均于 25 岁前出现症状发作。

有报告,偏瘫型偏头痛家族基因缺陷与 19 号染色体标志点有关,但也有发现有的偏瘫型偏头痛家族与 19 号染色体无关,提示家族性偏瘫型偏头痛存在基因的变异。与 19 号染色体有关的家族性偏瘫型偏头痛患者出现发作性意识障碍的频度较高,这提示在各种与 19 号染色体有关的偏头痛发作的外部诱发阈值较低是由遗传决定的。Ophoff 报告 34 例与 19 号染色体有关的家族性偏瘫型偏头痛家族,在电压闸门性钙通道 α_1 亚单位基因代码功能区域存在 4 种不同的错义突变。

有一种伴有发作间期眼震的家族性发作性共济失调,其特征是共济失调。眩晕伴以发作间期眼震,为显性遗传性神经功能障碍,这类患者约有 50% 出现无先兆偏头痛,临床症状与家族性偏瘫型偏头痛有重叠,二者亦均与基底型偏头痛的典型状态有关,且均可有原发性眼震及进行性共济失调。Ophoff 报告了 2 例伴有发作间期眼震的家族性共济失调家族,存在 19 号染色体电压依赖性钙通道基因的突变,这与在家族性偏瘫型偏头痛所探测到的一样。所不同的是其阅读框架被打断,并产生一种截断的 α_1 亚单位,这导致正常情况下可在小脑内大量表达的钙通道密度的减少,由此可能解释其发作性及进行性加重的共济失调。同样的错义突变如何导致家族性偏瘫型偏头痛中的偏瘫发作尚不明确。

Baloh 报告了 3 个伴有双侧前庭病变的家族性偏头痛家族。家族中多个成员经历偏头痛性头痛、眩晕发作(数分钟),晚年继发前庭功能丧失。晚期,当眩晕发作停止,由于双侧前庭功能丧失导致平衡障碍及走路摆动。

6.血管痉挛学说

颅外血管扩张可伴有典型的偏头痛性头痛发作。偏头痛患者是否存在颅内血管的痉挛尚有争议。以往认为偏头痛的视觉先兆是由血管痉挛引起的,现在有确切的证据表明,这种先兆是由于皮层神经元活动由枕叶向额叶的扩布抑制(3 mm/min)造成的。血管痉挛更像是视网膜性偏头痛的始动原因,一些患者经历短暂的单眼失明,于发作期检查,可发现视网膜动脉的痉挛。另外,这些患者对抗血管痉挛剂有反应。与偏头痛相关的听力丧失和/或眩晕可基于内听动脉耳蜗和/或前庭分支的血管痉挛来解释。血管痉挛可导致内淋巴管或囊的缺血性损害,引起淋巴液循环损害,并最终发展成为水肿。经颅多普勒(TCD)脑血流速度测定发现,不论是在偏头痛发作期还是发作间期,均存在血流速度的加快,提示这部分患者颅内血管紧张度升高。

7.离子通道障碍

很多偏头痛综合征所共有的临床特征与遗传性离子通道障碍有关。偏头痛患者内耳存在局部细胞外钾的积聚。当钙进入神经元时钾退出。因为内耳的离子通道在维持富含钾的内淋巴和神经元兴奋功能方面是至关重要的,脑和内耳离子通道的缺陷可导致可逆性毛细胞除极及听觉和前庭症状。偏头痛中的头痛则是继发现象,这是细胞外钾浓度增加的结果。偏头痛综合征的很多诱发因素,包括紧张、月经,可能是激素对有缺陷的钙通道影响的结果。

8.其他学说

有人发现偏头痛于发作期存在血小板自发聚集和黏度增加。另有人发现偏头痛患者存在 TXA_2、PGI_2 平衡障碍、P 物质及神经激肽的改变。

二、临床表现

(一)偏头痛发作

Saper 在描述偏头痛发作时将其分为五期来叙述。需要指出的是,这五期并非每次发作所必备的,有的患者可能只表现其中的数期,大多数患者的发作表现为两期或两期以上,有的仅表现其中的一期。另一方面,每期特征可以存在很大不同,同一个体的发作也可不同。

1.前驱期

60%的偏头痛患者在头痛开始前数小时至数天出现前驱症状。前驱症状并非先兆,不论是有先兆偏头痛还是无先兆偏头痛均可出现前驱症状。可表现为精神、心理改变,如精神抑郁、疲乏无力、懒散、昏昏欲睡,也可情绪激动。易激惹、焦虑、心烦或欣快感等。尚可表现为自主神经症状,如面色苍白、发冷、厌食或明显的饥饿感、口渴、尿少、尿频、排尿费力、打哈欠、颈项发硬、恶心、肠蠕动增加、腹痛、腹泻、心慌、气短、心率加快,对气味过度敏感等,不同患者前驱症状具有很大的差异,但每例患者每次发作的前驱症状具有相对稳定性。这些前驱症状可在前驱期出现,也可于头痛发作中,甚至持续到头痛发作后成为后续症状。

2.先兆

约有 20%的偏头痛患者出现先兆症状。先兆多为局灶性神经症状,偶为全面性神经功能障碍。典型的先兆应符合下列 4 条特征中的 3 条,即重复出现,逐渐发展、持续时间不多于 1 小时,并跟随出现头痛。大多数病例先兆持续 5～20 分钟。极少数情况下先兆可突然发作,也有的患者于头痛期间出现先兆性症状,尚有伴迁延性先兆的偏头痛,其先兆不仅始于头痛之前,尚可持续到头痛后数小时至 7 天。

先兆可为视觉性的、运动性的、感觉性的,也可表现为脑干或小脑性功能障碍。最常见的先兆为视觉性先兆,约占先兆的 90%,如闪电、暗点、单眼黑矇、双眼黑矇、视物变形、视野外空白等。闪光可为锯齿样或闪电样闪光、城垛样闪光。视网膜动脉型偏头痛患者眼底可见视网膜水肿,偶可见樱红色黄斑。仅次于视觉现象的常见先兆为麻痹,典型的是影响一侧手和面部,也可出现偏瘫,称为偏瘫型偏头痛。如果优势半球受累,可出现失语。数十分钟后出现对侧或同侧头痛,多在儿童期发病。偏瘫型偏头痛患者的局灶性体征可持续 7 天以上,甚至在影像学上发现脑梗死。偏头痛伴迁延性先兆和偏头痛性偏瘫以前曾被划入"复杂性偏头痛"。偏头痛反复发作后出现眼球运动障碍称为眼肌瘫痪型偏头痛。多为动眼神经麻痹所致,其次为滑车神经和展神经麻痹。多有无先兆偏头痛病史,反复发作者麻痹可经久不愈。如果先兆涉及脑干或小脑,则这种状况被称为基底型偏头痛,又称基底动脉型偏头痛。可出现头昏、眩晕、耳鸣、听力障碍、共济失调、复视,视觉症状包括闪光、暗点、黑矇、视野缺损、视物变形。双侧损害可出现意识抑制,后者尤见于儿童。尚可出现感觉迟钝,偏侧感觉障碍等。

偏头痛先兆可不伴头痛出现,称为偏头痛等位症。多见于儿童偏头痛。有时见于中年以后,先兆可为偏头痛发作的主要临床表现而头痛很轻或无头痛。也可与头痛发作交替出现,可表现为闪光、暗点、腹痛、腹泻、恶心、呕吐、复发性眩晕、偏瘫、偏身麻木及精神心理改变。如儿童良性发作性眩晕、前庭性梅尼埃病、成人良性复发性眩晕。有跟踪研究显示,为数不少的以往诊断为梅尼埃病的患者,其症状大多数与偏头痛有关。有报告描述了一组成人良性复发性眩晕患者,年龄在 7～55 岁,晨起发病症状表现为反复发作的头晕、恶心、呕吐及大汗,持续数分钟至 4 天不等。发作开始及末期表现为位置性眩晕,发作期间无听觉症状。发作间期几乎所有患者均无症状,这些患者眩晕发作与偏头痛有着几个共同的特征,包括可因酒精、睡眠不足、情绪紧张造成及加重,女性多发,常见于经期。

3.头痛

头痛可出现于围绕头或颈部的任何部位,可位颞侧、额部、眶部。多为单侧痛,也可为双侧痛,甚至发展为全头痛,其中单侧痛者约占 2/3。头痛性质往往为搏动性痛,但也有的患者描述为钻痛。疼痛程度往往为中、重度痛,甚至难以忍受。往往是晨起后发病,逐渐发展,达高峰后逐渐缓解。也有的患者于下午或晚上起病,成人头痛大多历时 4 小时至 3 天,而儿童头痛多历时 2 小时至 2 天。

尚有持续时间更长者,可持续数周。有人将发作持续3天以上的偏头痛称为偏头痛持续状态。

头痛期间不少患者伴随出现恶心、呕吐、视物不清、畏光、畏声等,喜独居。恶心为最常见伴随症状,达一半以上,且常为中、重度恶心。恶心可先于头痛发作,也可于头痛发作中或发作后出现。近一半的患者出现呕吐,有些患者的经验是呕吐后发作即明显缓解。其他自主功能障碍也可出现,如尿频、排尿障碍、鼻塞、心慌、高血压、低血压,甚至可出现心律失常。发作累及脑干或小脑者可出现眩晕、共济失调、复视、听力下降、耳鸣、意识障碍。

4.头痛终末期

此期为头痛开始减轻至最终停止这一阶段。

5.后续症状期

为数不少的患者于头痛缓解后出现一系列后续症状。表现怠倦、困顿、昏昏欲睡。有的感到精疲力竭、饥饿感或厌食、多尿、头皮压痛、肌肉酸痛。也可出现精神心理改变,如烦躁、易怒、心境高涨或情绪低落、少语、少动等。

(二)儿童偏头痛

儿童偏头痛是儿童期头痛的常见类型。儿童偏头痛与成人偏头痛在一些方面有所不同。性别方面,发生于青春期以前的偏头痛,男女患者比例大致相等,而成人期偏头痛,女性比例大大增加,约为男性的3倍。

儿童偏头痛的诱发及加重因素有很多与成人偏头痛一致;如劳累和情绪紧张可诱发或加重头痛,为数不少的儿童可因运动而诱发头痛,儿童偏头痛患者可有睡眠障碍,而上呼吸道感染及其他发热性疾病在儿童比成人更易使头痛加重。

在症状方面,儿童偏头痛与成人偏头痛亦有区别。儿童偏头痛持续时间常较成人短。偏瘫型偏头痛多在儿童期发病,成年期停止,偏瘫发作可从一侧到另一侧,这种类型的偏头痛常较难控制。反复的偏瘫发作可造成永久性神经功能缺损,并可出现病理征,也可造成认知障碍。基底动脉型偏头痛,在儿童也比成人常见,表现闪光、暗点、视物模糊、视野缺损,也可出现脑干、小脑及耳症状,如眩晕、耳鸣、耳聋、眼球震颤。在儿童出现意识恍惚者比成人多,尚可出现跌倒发作。有些偏头痛儿童尚可仅出现反复发作性眩晕,而无头痛发作。一个平时表现完全正常的儿童可突然恐惧、大叫、面色苍白、大汗、步态蹒跚、眩晕、旋转感,并出现眼球震颤,数分钟后可完全缓解,恢复如常,称之为儿童良性发作性眩晕,属于一种偏头痛等位症。这种典型眩晕发作始于4岁以前,可每天数次发作,其后发作次数逐渐减少,多数于7~8岁以后不再发作。与成人不同,儿童偏头痛的前驱症状常为腹痛,有时可无偏头痛发作而代之以腹痛、恶心、呕吐、腹泻,称为腹型偏头痛等位症。在偏头痛的伴随症状中,儿童偏头痛出现呕吐较成人更加常见。

儿童偏头痛的预后较成人偏头痛好。6年后约有一半儿童不再经历偏头痛,约1/3的偏头痛得到改善。而始于青春期以后的成人偏头痛常持续几十年。

三、诊断与鉴别诊断

(一)诊断

偏头痛的诊断应根据详细的病史做出,特别是头痛的性质及相关的症状非常重要。如头痛的部位、性质、持续时间、疼痛严重程度、伴随症状及体征、既往发作的病史、诱发或加重因素等。

对于偏头痛患者应进行细致的一般内科查体及神经科检查,以除外症状与偏头痛有重叠、类似或同时存在的情况。诊断偏头痛虽然没有特异性的实验室指标,但有时给予患者必要的实验室检查非常重要,如血、尿、脑脊液及影像学检查,以排除器质性病变。特别是中年或老年期出现的头痛,更应排除器质性病变。当出现严重的先兆或先兆时间延长时,有学者建议行颅脑 CT 或 MRI 检查。也有学者提议当偏头痛发作每月超过 2 次时,应警惕偏头痛的原因。

国际头痛协会(IHS)头痛分类委员会于 1962 年制定了一套头痛分类和诊断标准,这个旧的分类与诊断标准在世界范围内应用了 20 余年,至今我国尚有部分学术专著仍在沿用或参考这个分类。1988 年国际头痛协会头痛分类委员会制定了新的关于头痛、脑神经痛及面部痛的分类和诊断标准。目前临床及科研多采用这个标准。本标准将头痛分为 13 个主要类型,包括了总数 129 个头痛亚型。其中常见的头痛类型为偏头痛、紧张型头痛、丛集性头痛和慢性发作性偏头痛,而偏头痛又被分为 7 个亚型(表 2-1～表 2-4)。这 7 个亚型中,最主要的两个亚型是无先兆偏头痛和有先兆偏头痛,其中最常见的是无先兆偏头痛。

表 2-1 偏头痛分类

无先兆偏头痛
有先兆偏头痛
偏头痛伴典型先兆
偏头痛伴迁延性先兆

家族性偏瘫型偏头痛

基底动脉型偏头痛

偏头痛伴急性先兆发作

眼肌瘫痪型偏头痛

视网膜型偏头痛

可能为偏头痛前驱或与偏头痛相关联的儿童期综合征

儿童良性发作性眩晕

儿童交替性偏瘫

偏头痛并发症

偏头痛持续状态

偏头痛性偏瘫

不符合上述标准的偏头痛性障碍

表 2-2　国际头痛协会(1988)关于无先兆偏头痛的定义

无先兆偏头痛

诊断标准:

1.至少 5 次发作符合第 2～4 项标准

2.头痛持续 4～72 小时(未治疗或没有成功治疗)

3.头痛至少具备下列特征中的 2 条

(1)位于单侧。

(2)搏动性质。

(3)中度或重度(妨碍或不敢从事每天活动)。

(4)因上楼梯或类似的日常体力活动而加重。

4.头痛期间至少具备下列 1 条

(1)恶心和/或呕吐。

(2)畏光和畏声。

5.至少具备下列 1 条

(1)病史、体格检查和神经科检查不提示器质性障碍。

(2)病史和/或体格检查和/或神经检查确实提示这种障碍(器质性障碍),但被适当的观察所排除。

(3)这种障碍存在,但偏头痛发作并非在与这种障碍有密切的时间关系上首次出现。

表 2-3　国际头痛协会(1988)关于有先兆偏头痛的定义

有先兆偏头痛

先前用过的术语:经典型偏头痛,典型偏头痛;眼肌瘫痪型、偏身麻木型、偏瘫型、失语型偏头痛

诊断标准:

1.至少 2 次发作符合第 2 项标准

2.至少符合下列 4 条特征中的 3 条

　　(1)一个或一个以上提示局灶大脑皮质或脑干功能障碍的完全可逆性先兆症状

　　(2)至少一个先兆症状逐渐发展超过 4 分钟,或 2 个或 2 个以上的症状接着发生

　　(3)先兆症状持续时间不超过 60 分钟,如果出现 1 个以上先兆症状,持续时间可相应增加

　　(4)继先兆出现的头痛间隔期在 60 分钟之内(头痛尚可在先兆前或与先兆同时开始)

3.至少具备下列 1 条

　　(1)病史:体格检查及神经科检查不提示器质性障碍

　　(2)病史和/或体格检查和/或神经科检查确实提示这障碍,但通过适当的观察被排除

　　(3)这种障碍存在,但偏头痛发作并非与这种障碍有密切的时间关系上首次出现

有典型先兆的偏头痛

诊断标准:

1.符合有先兆偏头痛诊断标准,包括第 2 项全部 4 条标准

2.有一条或一条以上下列类型的先兆症状

　　(1)视觉障碍

　　(2)单侧偏身感觉障碍和/或麻木

　　(3)单侧力弱

　　(4)失语或非典型言语困难

表 2-4　国际头痛协会(1988)关于儿童偏头痛的定义

1.至少 5 次发作符合第(1)、(2)项标准

　　(1)每次头痛发作持续 2~48 小时

　　(2)头痛至少具备下列特征中的 2 条

　　　　①位于单侧

　　　　②搏动性质

　　　　③中度或重度

　　　　④可因常规的体育活动而加重

2.头痛期间内至少具备下列 1 条

　　(1)恶心和/或呕吐

　　(2)畏光和畏声

国际头痛协会的诊断标准为偏头痛的诊断提供了一个可靠的、可量化的诊断标准,对于临床和科研的意义是显而易见的,有学者特别提到其对于临床试验及流行病学调查有重要意义。但临床上有时遇到患者并不能完全符合这个标准,对这种情况学者们建议随访及复查,以确定诊断。

由于国际头痛协会的诊断标准掌握起来比较复杂,为了便于临床应用,国际上一些知名的学者一直在探讨一种简单化的诊断标准。其中 Solomon 介绍了一套简单标准,符合这个标准的患者 99%符合国际头痛协会关于无先兆偏头痛的诊断标准。这套标准较易掌握,供参考。

(1)具备下列 4 条特征中的任何 2 条,即可诊断无先兆偏头痛:①疼痛位于单侧。②搏动性痛。③恶心。④畏光或畏声。

(2)另有 2 条符加说明:①首次发作者不应诊断。②应无器质性疾病的证据。

在临床工作中尚能遇到患者有时表现为紧张型头痛,有时表现为偏头痛性质的头痛,为此有学者查阅了国际上一些临床研究文献后得到的答案是,紧张型头痛和偏头痛并非截然分开的,其临床上确实存在着重叠,故有学者提出二者可能是一个连续的统一体。有时遇到有先兆偏头痛患者可表现为无先兆偏头痛,同样,学者们认为二型之间既可能有不同的病理生理,又可能是一个连续的统一体。

(二)鉴别诊断

偏头痛应与下列疼痛相鉴别。

1.紧张性头痛

紧张性头痛又称肌收缩型头痛。其临床特点是:头痛部位较弥散,可位于前额、双颞、顶、枕及颈部。头痛性质常呈钝痛,头部压迫感、紧箍感,患者常述犹如戴着一个帽子。头痛常呈持续性,可时轻时重。多有头皮、颈部压痛点,按摩头颈部可使头痛缓解,多有额、颈部肌肉紧张。多少伴有恶心、呕吐。

2.丛集性头痛

丛集性头痛又称组胺性头痛,Horton 综合征。表现为一系列密集的、短暂的、严重的单侧钻痛。与偏头痛不同,头痛部位多局限并固定于一侧眶部、球后和额颞部。发病时间常在夜间,并使患者痛醒。发病时间固定,起病突然而无先兆,开始可为一侧鼻部烧灼感或球后压迫感,继之出现特定部位的疼痛,常疼痛难忍,并出现面部潮红、结膜充血、流泪、流涕、鼻塞。为数不少的患者出现 Horner 征,可出现畏光,不伴恶心、呕吐。诱因可为发作群集期饮酒、兴奋或服用扩血管药引起。发病年龄常较偏头痛晚,平均 25 岁,男女之比约 4∶1。罕见家族史。治疗包括:非甾体抗炎止痛剂;激素治疗;睾丸素治疗;吸氧疗法(国外介绍为 100％氧,8～10 L/min,共 10～15 分钟,仅供参考);麦角胺咖啡因或双氢麦角碱睡前应用,对夜间头痛特别有效;碳酸锂疗效尚有争议,但多数介绍其有效,但中毒剂量有时与治疗剂量很接近,曾有老年患者(精神患者)服一片致昏迷者,建议有条件者监测血锂水平,不良反应有胃肠道症状、肾功能改变、内分泌改变、震颤、眼球震颤、抽搐等;其他药物尚有钙通道阻滞剂、舒马曲坦等。

3.痛性眼肌麻痹

痛性眼肌麻痹又称 Tolosa-Hunt 综合征。是一种以头痛和眼肌麻痹为特征,涉及特发性眼眶和海绵窦的炎性疾病。病因可为颅内颈内动脉的非特异性炎症,也可能涉及海绵窦。常表现为球后及眶周的顽固性胀痛、刺痛,数天或数周后出现复视,并可有第Ⅲ、Ⅳ、Ⅵ脑神经受累表现,间隔数月数年后复发,需行血管造影以排除颈内动脉瘤。皮质激素治疗有效。

4.颅内占位所致头痛

占位早期,头痛可为间断性或晨起为重,但随着病情的发展,多成为持续性头痛,进行性加重,可出现颅内高压的症状与体征,如头痛、恶心、呕吐、视盘水肿,并可出现局灶症状与体征,如精神改变。偏瘫、失语、偏身感觉障碍、抽搐、偏盲、共济失调、眼球震颤等,典型者鉴别不难。但需注意,也有表现为十几年的偏头痛,最后被确诊为巨大血管瘤者。

四、防治

(一)一般原则

偏头痛的治疗策略包括 2 个方面:对症治疗及预防性治疗。对症治疗的目的在于消除、抑制或减轻疼痛及伴随症状。预防性治疗用来减少头痛发作的频度及减轻头痛严重性。对偏头痛患者是单用对症治疗还是同时采取对症治疗及预防性治疗,要具体分析。一般说来,如果头痛发作频度较小,疼痛程度较轻,持续时间较短,可考虑单纯选用对症治疗。如果头痛发作频度较大,疼痛程度较重,持续时间较长,对工作、学习、生活影响较明显,则在给予对症治疗的同时,给予适当的预防性治疗。总之,既要考虑到疼痛对患者的影响,又要考虑到药物不良反应对患者的影响,有时还要参考患者个人的意见。Saper 的建议是每周发作 2 次以下者单独给予药物性对症治疗,而发作频繁者应给予预防性治疗。

不论是对症治疗还是预防性治疗均包括两个方面,即药物干预及非药物干预。

非药物干预方面,强调患者自助。嘱患者详细记录前驱症状、头痛发作与持续时间及伴随症状,找出头痛诱发及缓解的因素,并尽可能避免。如避免某些食物,保持规律的作息时间、规律饮食。不论是在工作日,还是周末抑或假期,坚持这些方案对于减轻头痛发作非常重要,接受这些建议对30%的患者有帮助。另有人倡导有规律的锻炼,如长跑等,可能有效地减少头痛发作。认知和行为治疗,如生物反馈治疗等,已被证明有效,另有患者于头痛时进行痛点压迫,于凉爽、安静、暗淡的环境中独处,或以冰块冷敷均有一定效果。

(二)药物对症治疗

偏头痛对症治疗可选用非特异性药物治疗,包括简单的止痛药,非甾体抗炎药及麻醉剂。对于轻、中度头痛,简单的镇痛药及非甾体抗炎药常可缓解头痛的发作。常用的药物有脑清片、对乙酰氨基酚、阿司匹林、萘普生、吲哚美辛、布洛芬、罗通定等。麻醉药的应用是严格限制的,Saper提议主要用于严重发作,其他治疗不能缓解,或对偏头痛特异性治疗有禁忌或不能忍受的情况下应用。偏头痛特异性5-HT受体拮抗剂主要用于中、重度偏头痛。偏头痛特异性5-HT受体拮抗剂结合简单的止痛剂,大多数头痛可得到有效的治疗。

5-HT受体拮抗剂治疗偏头痛的疗效是肯定的。麦角胺咖啡因既能抑制去甲肾上腺素的再摄取,又能拮抗其与β-肾上腺素受体的结合,于先兆期或头痛开始后服用1片,常可使头痛发作终止或减轻。如效不显,于数小时后加服1片,每天不超过4片,每周用量不超过10片。该药缺点是不良反应较多,并且有成瘾性,有时剂量会越来越大。常见不良反应为消化道症状、心血管症状,如恶心、呕吐、胸闷、气短等。孕妇、心肌缺血、高血压、肝肾疾病等忌用。

麦角碱衍生物酒石酸麦角胺,舒马曲坦和二氢麦角胺为偏头痛特异性药物,均为5-HT受体拮抗剂。这些药物作用于中枢神经系统和三叉神经中受体介导的神经通路,通过阻断神经源性炎症而起到抗偏头痛作用。

酒石酸麦角胺主要用于中、重度偏头痛,特别是当简单的镇痛治疗效果不足或不能耐受时。其有多项作用:既是$5-HT_{1A}$、$5-HT_{1B}$、$5-HT_{1D}$和$5-HT_{1F}$受体拮抗剂,又是α-肾上腺素受体拮抗剂,通过刺激动脉平滑肌细胞5-HT受体而产生血管收缩作用;它可收缩静脉容量性血管、抑制交感神经末端去甲肾上腺素再摄取。作为$5-HT_1$受体拮抗剂,它可抑制三叉神经血管系统神经源性炎症,其抗偏头痛活性中最基础的机制可能在此,而非其血管收缩作用。其对中枢神经递质的作用对缓解偏头痛发作亦是重要的。给药途径有口服、舌下及直肠给药。

生物利用度与给药途径关系密切。口服及舌下含化吸收不稳定,直肠给药起效快,吸收可靠。为了减少过多应用导致麦角胺依赖性或反跳性头痛,一般每周应用不超过 2 次,应避免大剂量连续用药。

Saper 总结酒石酸麦角胺在下列情况下慎用或禁用:年龄 55～60 岁(相对禁忌);妊娠或哺乳;心动过缓(中至重度);心室疾病(中至重度);胶原-肌肉病;心肌炎;冠心病,包括血管痉挛性心绞痛;高血压(中至重度);肝、肾损害(中至重度);感染或高热;败血症;消化性溃疡性疾病;周围血管病;严重瘙痒。另外,该药可加重偏头痛造成的恶心、呕吐。

舒马曲坦亦适用于中、重度偏头痛发作。作用于神经血管系统和中枢神经系统,通过抑制或减轻神经源性炎症而发挥作用。曾有人称舒马曲坦为偏头痛治疗的里程碑。皮下用药 2 小时,约 80％的急性偏头痛有效。尽管 24～48 小时内 40％的患者重新出现头痛,这时给予第 2 剂仍可达到同样的有效率。口服制剂的疗效稍低于皮下给药,起效亦稍慢,通常在 4 小时内起效。皮下用药后 4 小时给予口吸制剂不能预防再出现头痛,但对皮下用药后 24 小时内出现的头痛有效。

舒马曲坦具有良好的耐受性,其不良反应通常较轻和短暂,持续时间常在 45 分钟以内。包括注射部位的疼痛、耳鸣、面红、烧灼感、热感、头昏、体重增加、颈痛及发音困难。少数患者于首剂时出现非心源性胸部压迫感,仅有很少患者于后续用药时再出现这些症状。罕见引起与其相关的心肌缺血。

Saper 总结应用舒马曲坦注意事项及禁忌证:年龄超过 55～60 岁(相对禁忌证);妊娠或哺乳;缺血性心肌病(心绞痛、心肌梗死病史、记录到的无症状性缺血);不稳定型心绞痛;高血压(未控制);基底型或偏瘫型偏头痛;未识别的冠心病(绝经期妇女,男性＞40 岁,心脏病危险因素如高血压、高脂血症、肥胖、糖尿病、严重吸烟及强阳性家族史);肝肾功能损害(重度);同时应用单胺氧化酶抑制剂或单胺氧化酶抑制剂治疗终止后 2 周内;同时应用含麦角胺或麦角类制剂(24 小时内),首次剂量可能需要在医师监护下应用。

酒石酸双氢麦角胺的效果超过酒石酸麦角胺。大多数患者起效迅速,在中、重度发作特别有用,也可用于难治性偏头痛。与酒石酸麦角胺有共同的机制,但其动脉血管收缩作用较弱,有选择性收缩静脉血管的特性,可静脉注射、肌内注射及鼻腔吸入。静脉注射途径给药起效迅速。肌内注射生物利用度达 100％。鼻腔吸入的绝对生物利用度 40％,应用酒石酸双氢麦角胺后再出现头痛的频率较其他现有的抗偏头痛剂小,这可能与其半衰期长有关。

酒石酸双氢麦角胺较酒石酸麦角胺具有较好的耐受性、恶心和呕吐的发生率及程度非常低,静脉注射最高,肌内注射及鼻吸入给药低。极少成瘾和引起反跳性头痛。通常的不良反应包括胸痛、轻度肌痛、短暂的血压上升。不应给予有血管痉挛反应倾向的患者,包括已知的周围性动脉疾病,冠状动脉疾病(特别是不稳定型心绞痛或血管痉挛性心绞痛)或未控制的高血压。注意事项和禁忌证同酒石酸麦角胺。

(三)药物预防性治疗

偏头痛的预防性治疗应个体化,特别是剂量的个体化。可根据患者体重,一般身体情况、既往用药体验等选择初始剂量,逐渐加量,如无明显不良反应,可连续用药2~3天,无效时再接用其他药物。

1.抗组织胺药物

苯噻啶为一有效的偏头痛预防性药物。可每天2次,每次0.5 mg起,逐渐加量,一般可增加至每天3次,每次1.0 mg,最大量不超过6 mg/d。不良反应为嗜睡、头昏、体重增加等。

2.钙通道拮抗剂

氟桂利嗪,每晚1次,每次5~10 mg,不良反应有嗜睡、锥体外系反应、体重增加、抑郁等。

3.β-受体阻滞剂

普萘洛尔,开始剂量3次/天,每次10 mg,逐渐增加至60 mg/d,也有介绍120 mg/d,心率<60次/分者停用。哮喘、严重房室传导阻滞者禁用。

4.抗抑郁药

阿米替林每天3次,每次25 mg,逐渐加量。可有嗜睡等不良反应,加量后不良反应明显。氟西汀每片20 mg,每晨1片,饭后服,该药初始剂量及有效剂量相同,服用方便,不良反应有睡眠障碍、胃肠道症状等,常较轻。

5.其他

非甾体抗炎药,如萘普生;抗惊厥药,如卡马西平、丙戊酸钠等;舒必利、硫必利;中医中药(辨证施治、辨经施治、成方加减、中成药)等皆可试用。

(四)关于特殊类型偏头痛

与偏头痛相关的先兆是否需要治疗及如何治疗,目前尚无定论。通常先兆为自限性的、短暂的,大多数患者于治疗尚未发挥作用时可自行缓解。如果患者经历复发性、严重的、明显的先兆,考虑舌下含化尼非地平,但头痛有可能加重,且疗效亦不肯定。给予舒马曲坦及酒石酸麦角胺的疗效亦尚处观察之中。

(五)关于难治性、严重偏头痛性头痛

这类头痛主要涉及偏头痛持续状态,头痛常不能为一般的门诊治疗所缓解。患者除持续的进展性头痛外尚有一系列生理及情感症状,如恶心、呕吐、腹泻、脱水、抑郁、绝望,甚至自杀倾向。用药过度及反跳性依赖、戒断症状常促发这些障碍。这类患者常需收入急症室观察或住院,以纠正患者存在的生理障碍,如脱水等;排除伴随偏头痛出现的严重的神经内科或内科疾病;治疗纠正药物依赖;预防患者于家中自杀等。应注意患者的生命体征,可做心电图检查。药物可选用酒石酸双氢麦角胺、舒马曲坦、阿片类及止吐药,必要时亦可谨慎给予氯丙嗪等。可选用非肠道途径给药,如静脉或肌内注射给药。一旦发作控制,可逐渐加入预防性药物治疗。

(六)关于妊娠妇女的治疗

Schulman 建议给予地美罗注射剂或片剂,并应限制剂量。还可应用泼尼松,其不易穿过胎盘,在妊娠早期不损害胎儿,但不宜应用太频。如欲怀孕,最好尽最大可能不用预防性药物并避免应用麦角类制剂。

(七)关于儿童偏头痛

儿童偏头痛用药的选择与成人有很多重叠,如止痛药物、钙通道阻滞剂、抗组胺药物等,但也有人质疑酒石酸麦角胺药物的疗效。如能确诊,重要的是对儿童及其家长进行安慰,使其对本病有一个全面的认识,以缓解由此带来的焦虑,对治疗当属有益。

五、护理

(一)护理评估

1.健康史

(1)了解头痛的部位、性质和程度:询问是全头疼还是局部头疼;是搏动性头疼还是胀痛、钻痛;是轻微痛、剧烈痛还是无法忍受的疼痛。偏头疼常描述为双侧颞部的搏动性疼痛。

(2)头疼的规律:询问头疼发病的急缓,是持续性还是发作性,起始与持续时间,发作频率,激发或缓解的因素,与季节、气候、体位、饮食、情绪、睡眠、疲劳等的关系。

(3)有无先兆及伴发症状:如头晕、恶心、呕吐、面色苍白、潮红、视物不清、闪

光、畏光、复视、耳鸣、失语、偏瘫、嗜睡、发热、晕厥等。典型偏头疼发作常有视觉先兆和伴有恶心、呕吐、畏光。

(4)既往史与心理社会状况：询问患者的情绪、睡眠、职业情况以及服药史，了解头疼对日常生活、工作和社交的影响，患者是否因长期反复头疼而出现恐惧、忧郁或焦虑心理。大部分偏头疼患者有家族史。

2.身体状况

检查意识是否清楚，瞳孔是否等大等圆、对光反射是否灵敏；体温、脉搏、呼吸、血压是否正常；面部表情是否痛苦，精神状态怎样；眼睑是否下垂、有无脑膜刺激征。

3.主要护理问题及相关因素

(1)偏头疼：与发作性神经血管功能障碍有关。

(2)焦虑：与偏头疼长期、反复发作有关。

(3)睡眠形态紊乱：与头疼长期反复发作和/或焦虑等情绪改变有关。

(二)护理措施

1.避免诱因

告知患者可能诱发或加重头疼的因素，如情绪紧张、进食某些食物、饮酒、月经来潮、用力性动作等；保持环境安静、舒适、光线柔和。

2.指导减轻头疼的方法

如指导患者缓慢深呼吸，听音乐，练气功，生物反馈治疗，引导式想象，冷、热敷及理疗，按摩，指压止痛法等。

3.用药护理

告知止痛药物的作用与不良反应，让患者了解药物依赖性或成瘾性的特点，如大量使用止痛剂，滥用麦角胺咖啡因可致药物依赖。指导患者遵医嘱正确服药。

第三章

心内科护理

第一节　原发性高血压

一、概述

高血压(hypertension,HT)是一种以体循环动脉收缩期和/或舒张期血压持续升高为主要特点的全身性疾病。高血压病是心、脑血管疾病的重要病因和危险因素。迄今仍是心血管疾病死亡的主要原因之一。

高血压患病率和发病率在不同国家、地区或种族之间有差别,工业化国家较发展中国家高,美国黑种人约为白种人的 2 倍。高血压患病率、发病率及血压水平随年龄增加而升高,高血压在老年人较为常见,尤以收缩压性高血压多见。我国流行病学调查显示,高血压患病率呈明显上升趋势,北方高于南方,沿海高于内地,城市高于农村。青年期男性高于女性,中年后女性略高于男性。

高血压的标准是根据临床及流行病学资料人为界定的。2010 年中国高血压防治指南推荐高血压的定义为在未服用抗高血压药物的情况下,非同日 3 次测量,收缩压≥18.7 kPa(140 mmHg)和/或舒张压≥12.0 kPa(90 mmHg),可诊断为高血压。高血压可分为原发性高血压(高血压病)和继发性高血压(症状性高血压)两大类。其中原发性高血压占高血压的 90% 以上。

二、病因及发病机制

原发性高血压是一种原因不明,以血压增高为主要临床表现的综合征。目前认为原发性高血压是在一定的遗传背景下由于多种后天环境因素作用,使正常血压调节机制失代偿所致。一般认为遗传因素占 40%,环境因素约占 60%。

(一)遗传因素

原发性高血压有明显的家族聚集性。双亲均有高血压,子女的发病概率高达46%,约60%高血压患者有家族史。提示其有遗传学基础或伴有遗传生化异常。

(二)环境因素

1.饮食

流行病学和临床观察均显示食盐摄入量与高血压的发生和血压水平呈正相关,饮食中摄入食盐越多,血压水平越高。而低钾、低钙、低动物蛋白的膳食更加重了钠对血压的不良影响。

2.精神应激

长期精神紧张、压力、焦虑或长期环境噪声、视觉刺激下也可引起高血压。

3.其他因素

肥胖、服避孕药也与高血压的发生有关,肥胖是血压升高的重要危险因素,一般采用体重指数(BMI)来衡量肥胖程度,即体重(kg)/身高(m)²(20～24为正常范围)。约1/3高血压患者有不同程度的肥胖。服避孕药的妇女血压升高发生率及程度与服用时间长短有关,口服避孕药引起的高血压一般为轻度,并且可逆转。另外,阻塞性睡眠呼吸暂停综合征(OS-AS)亦与高血压有关,50%OS-AS患者有高血压。

三、临床表现

(一)症状

根据起病病情进展的缓急及病程的长短,原发性高血压可分为缓进型(良性)和急进型(恶性)。缓进型高血压通常起病缓慢,病程长,早期多无症状,可于查体时发现血压升高,少数患者则发生心、脑、肾等并发症时才被发现。患者可有头晕、头痛、颈项板紧、疲劳、心悸、眼花、耳鸣等症状,也可出现视物模糊、鼻出血等较重症状。急进型高血压一般起病较急骤,也可发病前有病程不一的缓进型高血压,典型表现为血压显著升高,舒张压多持续在17.3～18.7 kPa(130～140 mmHg)或更高。危急状态的高血压包括恶性或急进型高血压、高血压危象、高血压脑病、心力衰竭、慢性肾衰竭、主动脉夹层、脑血管病如脑出血、脑血栓形成和短暂性脑缺血发作等。

当高血压病情发展到中、晚期的时候,血压增高可趋向稳定在一定范围内,尤其以舒张压增高更为明显。由于全身细小动脉长期反复痉挛以及脂类物质在管壁沉着引起管壁硬化,可造成心、脑、肾等重要脏器的缺血性病变,由于这些脏器损害及代偿功能的程度不同,除以上早期的一般症状外,还可出现如下一个或多个脏器相应的临床表现。

1.心脏

血压长期升高,左心室出现代偿性肥厚,当此种高血压性心脏病进一步发展时,可导致左心功能不全,继而出现右心室肥厚和右心功能不全。

2.肾脏

主要因为肾小动脉硬化,使肾功能逐渐减退,出现多尿、夜尿,尿检时可有少量红细胞、管型、蛋白,尿比重降低。随着病情的不断发展,最终还可导致肾衰竭,而出现氮质血症或尿毒症。

3.脑

脑血管硬化或间歇性痉挛时,常导致脑组织缺血、缺氧,产生不同程度的头痛、头晕、眼花、肢体麻木或暂时性失语、瘫痪等症状。脑血管在以上的病理基础上,可进一步发展而引起脑卒中,其中以脑出血及脑动脉血栓形成最常见。

4.眼底

在早期可见眼底视网膜细小动脉痉挛或轻、中度硬化,到晚期可见有出血及渗出物,视神经盘水肿。

原发性高血压的主要并发症有高血压危象、高血压脑病、脑血管病、高血压心脏病与心力衰竭、慢性肾衰竭和主动脉夹层。少数原发性高血压患者病情急骤发展,舒张压持续≥17.3 kPa(130 mmHg),并有头痛、视物模糊、眼底出血和乳头水肿,肾脏损害突出,持续蛋白尿、血尿与管型尿。病情进展迅速,如不及时有效降压治疗,预后很差,常死于肾衰竭、脑卒中或心力衰竭。病理上以肾小动脉纤维样坏死为特征,发病机制尚不清楚。

(二)体征

血压随季节、昼夜、情绪等因素有较大波动。冬季血压较高,夏季较低;血压有明显昼夜波动,一般夜间血压较低,清晨起床活动后血压迅速升高,形成清晨血压高峰。患者在家中的自测血压值往往低于在医院所测的血压值。心脏听诊时可有主动脉瓣区第二心音亢进、收缩期杂音或收缩早期喀喇音。高血压后期的临床表现常与心、脑、肾损害程度有关。

(三)并发症

常见并发症有:高血压危象、高血压脑病、脑血管病、心力衰竭、慢性肾衰竭、主动脉夹层等。

四、实验室及辅助检查

(一)查体

除正确的血压测量外,要全面检查心、肺,计算体重指数;听诊颈动脉、腹主动脉、肾动脉和股动脉有无杂音;触诊甲状腺及腹部,对后者注意有无肿大的肾脏、包块或异常的腹主动脉搏动,触诊下肢有无水肿和动脉搏动异常;此外,还应进行神经系统和眼底的检查。

根据偶测几次血压决定是不是高血压,是非常不全面也是不科学的。而24小时动态血压能测量人体昼夜不同时间内的血压。需要注意的是,睡眠质量也可以影响昼夜节律,因此某些学者建议:夜间血压应该指患者生活日志上记录有正常睡眠情况下的夜间平均血压值。通过以上资料显示正常血压在夜间2:00~3:00时处于最低谷,凌晨血压急骤上升,白昼基本上处于相对较高水平,多数人有双峰(8:00~9:00和16:00~18:00),18:00以后血压呈缓慢下降趋势。高血压病患者血压昼夜波动曲线也相类似,但整体水平较高,波动幅度增大。

(二)实验室检查

血、尿常规,血脂如总胆固醇(TC)、三酰甘油(TG)、高密度和低密度脂蛋白胆固醇(HDL-C及LDL-C),血糖(肥胖患者还应查餐后2小时血糖),肾功能(血肌酐、尿素氮),血尿酸和电解质(钾、钠、氯、钙),以及心电图。必要时,可行心脏三维X线片和多普勒超声心动图检查。

五、诊断及鉴别诊断

(一)诊断

高血压病诊断主要根据诊所测量的血压值,采用经核准的水银柱或电子血压计,测量安静休息坐位时上臂肱动脉部位血压。一般来说,左、右上臂的血压相差<2.7 kPa(20 mmHg),右侧大于左侧。如果左、右上臂血压相差较大,要考虑一侧锁骨下动脉及远端有阻塞性病变,例如大动脉有炎症、粥样斑块。必要时还应测量平卧位和站立位血压。是否血压升高,不能仅凭1次或2次诊所血压测量值来确定,需要一段时间的随访,观察血压变化和总体水平。临床随访资料显示,某些偶然测量血压发现血压升高的人,在后来3~4年的随访过程中,血压并未升高。因此,目前世界各国对高血压的诊断标准或分级标准只定范围,而不具体规定测量次数。一旦诊断高血压,必须鉴别是原发性还是继发性。原发性高血压患者需有关实验室检查,评估靶器官损害和相关危险因素。

随着动态血压检测的临床应用,扩展了人们对血压波动规律的认识。动态血压(ABP)不同于诊所血压(CBP),前者在日常生活起居活动情况下,包括睡眠和不同体位,由仪器自动测量数十次;后者在休息5~10分钟后取坐位由医护人员测量单次或数次。判断血压升高的标准也不同:诊所血压为≥18.7/12.0(140/90 mmHg);动态血压白昼为≥18.0/11.3 kPa(135/85 mmHg)。因此,动态血压和诊所血压的诊断价值与临床意义不完全相同。

ABP与CBP之间的关系,在不同人群中并不相同,表现为以下4种类型。

(1)CBP不高,白昼ABP也不高,CBP略低于白昼ABP,见于健康者。

(2)CBP升高,白昼ABP也升高,CBP略高于或接近白昼ABP,见于大部分高血压患者。

(3)CBP升高,但白昼ABP不高,CBP明显高于白昼ABP,称为"白大衣性高血压"或"单纯性诊所高血压"。

(4)CBP不高,但白昼ABP升高,CBP明显低于白昼ABP,称为"隐蔽性高血压"或"逆白大衣性高血压"。

(二)鉴别诊断

1.与继发性高血压相鉴别

继发性高血压是指由于某种潜在的,可能治愈的原因引起的高血压,占高血压患者中的5%～10%,应注意鉴别。继发性高血压可由于肾实质疾病、肾动脉狭窄、主动脉缩窄、胸或腹主动脉炎、肾上腺肿瘤(如嗜铬细胞瘤、原发性醛固酮增多症、皮质醇增多症)、脑垂体肿瘤(如肢端肥大症)、甲状腺功能亢进、阻塞性睡眠呼吸暂停症等原因所致。其中,许多患者可通过手术治愈。还要注意,一些药物亦可引起或加重高血压。如免疫抑制剂中的环孢菌素、FK-506、皮质激素等,后者可使高达80%的器官移植患者的血压增高。最常用于口服避孕的雌激素的剂量(30～35 μg),只有轻度升高血压的效应。其他如非甾体抗炎药(NSAIDs)和环氧合酶(cyclooxygenase-2,COX-2)抑制剂,如塞来昔布、罗非昔布、伐地考昔等,通过其抗前列腺素作用使血压增高。减肥药,如西布曲明、芬特明、麻黄等;兴奋剂,如烟碱、苯异丙胺等;抗帕金森药如溴隐亭,单胺氧化酶抑制剂如苯乙肼,合成激素如睾酮以及拟交感神经药如盐酸右旋麻黄碱等等,均可使血压增高。

2.与肾实质性高血压相鉴别

包括急、慢性肾小球肾炎,糖尿病性肾病,慢性肾盂肾炎,多囊肾和肾移植后等多种肾脏病变引起的高血压,是最常见的继发性高血压。除了恶性高血压,原发性高血压很少出现明显蛋白尿,血尿罕见,肾功能减退首先从肾小管浓缩功能开始,肾小球滤过功能仍可长期保持正常或增强,直到最后阶段才有肾小球滤过率降低,血肌酐上升;肾实质性高血压往往在发现血压升高时已有蛋白尿、血尿和贫血,肾小球滤过功能减退,肌酐清除率下降。肾穿刺组织学检查有助于确诊。

3.与肾血管性高血压相鉴别

是单侧或双侧肾动脉主干或分支狭窄引起的高血压。常见病因有多发性大动脉炎,肾动脉纤维肌性发育不良和动脉粥样硬化,前两者主要见于青少年,后者见于老年人。多进展迅速,表现为舒张压中、重度升高,上腹部或背部肋脊角可闻及血管杂音,静脉肾盂造影、多普勒超声、放射性核素肾图有助于诊断。

4.与原发性醛固酮增多症相鉴别

本症是肾上腺皮质增生或肿瘤分泌过多醛固酮所致。临床上以长期高血压伴低血钾为特征。可有肌无力、周期性瘫痪、烦渴、多尿等症状。血压大多为轻、中度升高,约 1/3 表现为顽固性高血压。实验室检查有低血钾、高血钠、代谢性碱中毒、血浆肾素活性降低、血浆及尿醛固酮增多。血浆醛固酮/血浆肾素活性比值增大有较高诊断敏感性和特异性。超声、放射性核素、CT、MRI 可确定病变性质和部位。

5.与嗜铬细胞瘤相鉴别

嗜铬细胞瘤起源于肾上腺髓质、交感神经节和体内其他部位嗜铬组织,肿瘤间歇或持续释放过多肾上腺素、去甲肾上腺素与多巴胺。临床表现变化多端,典型的发作表现为阵发性血压升高伴心动过速、头痛、出汗、面色苍白。在发作期间可测定血或尿儿茶酚胺或其代谢产物 3-甲氧基-4-羟基苦杏仁酸(VMA),如有显著增高,提示嗜铬细胞瘤。超声、放射性核素、CT 或 MRI 等可进行定位诊断。

6.与皮质醇增多症相鉴别

皮质醇增多症又称 Cushing 综合征,主要是由于促肾上腺皮质激素(ACTH)分泌过多导致肾上腺皮质增生或者肾上腺皮质腺瘤,引起糖皮质激素过多所致。80%患者有高血压,同时有向心性肥胖、满月脸、水牛背、皮肤紫纹、毛发增多、血糖增高等表现。24 小时尿中 17-羟和 17-酮类固醇增多,地塞米松抑制试验和肾上腺皮质激素兴奋试验有助于诊断。颅内蝶鞍 X 线检查、肾上腺 CT、放射性核素肾上腺扫描可确定病变部位。

7.与主动脉缩窄相鉴别

多数为先天性,少数是多发性大动脉炎所致。临床表现为上臂血压增高,而下肢血压不高或降低。在肩胛间区、胸骨旁、腋部有侧支循环的动脉搏动和杂音,腹部听诊有血管杂音。胸部X线检查可见肋骨受侧支动脉侵蚀引起的切迹。主动脉造影可确定诊断。

六、健康评估

(一)健康史

评估患者年龄,高血压发病率随年龄增长而上升,35岁以后发病明显增加。注意有高血压病家族史的患者的高血压发病率明显增高。肥胖者易患高血压,其发病率是体重正常者的2~6倍。盐摄入量与高血压的发生有密切关系,盐摄入量高的地区发病率明显高于摄入量低的地区。脑力劳动者发病率高于体力劳动者。大量吸烟、长期的噪声影响、反复的精神刺激、持续精神的紧张等均与高血压病的发生有相关性。

(二)身体状况

1.症状

大多数起病缓慢、渐进,早期症状不明显,一般缺乏特殊的临床表现。只是在精神紧张、情绪激动后才出现血压暂时性升高,随后即可恢复正常;部分患者没有症状,常见症状有头痛、头晕、颈项板紧、疲劳、心悸等,在紧张或劳累后加重,不一定与血压水平有关,多数症状可自行缓解。也可出现视物模糊、鼻出血等较重症状。约1/5患者无症状,仅在测量血压时或发生心、脑、肾等并发症时才被发现。

2.体征

心脏听诊可闻及主动脉瓣区第二心音亢进及收缩期杂音。

(三)辅助检查

1.常规检查

尿常规、血糖、血胆固醇、血三酰甘油、肾功能、血尿酸和心电图。

2.眼底、超声心动图检查

部分患者可根据需要检查眼底、超声心动图、电解质等。

3.24小时动态血压监测

有助于判断血压升高严重程度,了解血压昼夜节律,指导降压治疗以及评价降压药物疗效。

七、护理诊断

(1)有受伤的危险:与头晕、视物模糊、意识改变或发生直立性低血压有关。

(2)疼痛:头痛,与血压增高有关。

(3)知识缺乏:缺乏疾病预防、保健知识和高血压用药知识。

(4)潜在并发症:高血压危象、高血压脑病等。

八、护理措施

(一)病情观察

密切观察患者生命体征,观察患者有无头晕、头痛、耳鸣、失眠、乏力等症状。注意观察患者有无血压显著增高、剧烈头痛、呕吐、眩晕、视物模糊、抽搐或意识障碍、胸背部疼痛或呼吸困难等高血压急症的临床表现。

(二)环境与休息

保持病室安静,减少探视。患者血压高时应卧床休息,减少活动。午后控制水分的摄入,以减少夜尿次数。科学地安排治疗、检查的时间,避免干扰休息。避免劳累、情绪激动、精神紧张、吸烟、酗酒、环境嘈杂等。

(三)饮食护理

限制钠盐摄入,WHO建议每人每天食盐量不超过6 g。我国膳食中约80%的钠来自烹调或含盐高的腌制品,因此限盐首先要减少烹调用盐及含盐高的调料,少食各种咸菜及腌制食品。减少膳食脂肪,补充适量优质蛋白质,有降压及预防脑卒中的作用。维持足够的钾、钙摄入,应用利尿剂患者应尤为注意。

(四)对症护理

1.头晕、头痛

评估患者头痛的情况,如头痛程度、持续时间、是否伴有恶心、呕吐、视物模糊等伴随症状。改变体位时动作要缓慢,从卧位到站位前先坐一会儿。卧床休息时将头部抬高。如起床活动时头晕应立即坐下或躺下。血压不稳定或症状加重时必须卧床休息。监测血压,发现血压变化时立即与医师联系,及时给予处理。保证患者有充足的睡眠,尽量减少或避免引起或加重头痛的因素。

2.高血压危象

绝对卧床休息,避免一切不良刺激,保证良好的休息环境,持续监测血压和尽快应用适合的降压药。遵医嘱给予药物进行降压治疗,注意监测血压,防止血压过度降低引起肾、脑或冠状动脉缺血。加强巡视,协助患者做好生活护理。嘱患者定时服用降压药,保证血药浓度。安抚患者,做好心理护理,严密观察患者病情变化。

3.用药护理

一般从小剂量开始用药,遵医嘱调整剂量,不可自行增减或突然撤换药物,多数患者需长期服用维持量;注意降压不可过快、过低,某些降压药物有直立性低血压反应,应指导患者改变体位时动作宜缓慢,警惕服降压药后可能发生的低血压反应,服药后如有晕厥、恶心、乏力时,立即平卧,头低足高位,以促进静脉回流,增加脑部血流量;服药后不要站立太久,因长时间站立会使腿部血管扩张,血液淤积于下肢,脑部血流量减少;避免用过热的水洗澡或蒸气浴,防止外周血管扩张导致晕厥。

(五)心理护理

负性情绪反应可使血压升高,教会患者进行自我心理平衡调整、减轻焦虑的方法,如放松疗法、散步、听音乐及进行有益的娱乐活动等,以保持良好的心境。

(六)健康教育

指导患者及家属掌握正确测量血压的方法。避免长期的过度紧张、精神刺激、情绪激动和劳累。做到生活规律,有充足的休息和睡眠。坚持低盐饮食,减少膳食中脂肪摄入,补充适量蛋白质,多食蔬菜和水果,摄入足量钾、镁、钙。进食应少量多餐,避免暴饮暴食及饮用刺激性饮料,戒烟酒。可根据年龄及身体状况选择慢跑、太极拳等不同方式的运动,应避免提重物或自高处取物,因屏气用力,可导致血压升高。鼓励患者参加有兴趣的休闲娱乐活动,以不感受到有压力为宜,如养花、养鸟。告诉患者及家属有关降压药的名称、剂量、用法、作用与不良反应和降压药应用注意事项,并提供书面材料。教育患者服药剂量必须遵医嘱执行,不可随意增减药量或突然撤换药物。当心、脑、肾功能出现异常症状时应及时就医。

第二节 心 肌 病

心肌病是指由多种原因(遗传病因较多见)引起的以心肌结构及功能异常为主的一组心肌疾病。根据病理生理特点将心肌病分为:扩张型心肌病、肥厚型心肌病、限制型心肌病、致心律失常性右心室心肌病和未分类心肌病。其中以扩张型心肌病的发病率最高,其次为肥厚型心肌病。据统计,住院的心血管病患者中,心肌病患者可占 0.6%～4.3%。本节重点阐述扩张型心肌病、肥厚型心肌病。

一、扩张型心肌病

扩张型心肌病以一侧或双侧心腔扩大,心肌收缩功能减退为主要特征,本病常伴有心律失常、充血性心力衰竭。近年来,发病率呈上升趋势,病死率较高,男性多于女性(2.5：1),是临床心肌病最常见的一种类型。

(一)病因

病因迄今未明,除特发性、家族遗传因素外,近年来认为持续病毒感染是其重要原因。病毒对心肌的直接损伤或体液细胞免疫反应所致心肌炎均可导致和诱发扩张型心肌病。此外,酒精中毒、抗癌药物、系统性红斑狼疮、嗜铬细胞瘤等因素亦可引起本病。

(二)临床表现

起病缓慢,早期患者可有心脏轻度扩大而无明显症状。此后出现的临床表现以充血性心力衰竭的症状和体征为主,如活动后心悸、气短、胸闷、乏力、夜间阵发性呼吸困难、水肿、肝大等。主要体征有心浊音界向两侧扩大,常可闻及第三或第四心音,心率快时呈奔马律。多数患者合并各种类型的心律失常,部分患者可发生猝死或栓塞。

(三)辅助检查

1.X 线检查

可见心影明显增大,心胸比＞50%,肺淤血征。

2.心电图检查

可见多种心律失常如室性心律失常、心房颤动、传导阻滞等。此外尚有 ST-T 改变,低电压,少数可见病理性 Q 波。

3.超声心动图检查

超声心动图检查是心脏各腔均扩大,以左心室扩大早而显著,室壁运动减弱,提示心肌收缩力下降。

4.其他检查

心导管检查和心血管造影、心脏放射性核素检查、心内膜心肌活检等。

(四)处理原则及治疗要点

因本病原因未明,尚无特殊治疗方法。目前治疗原则主要针对心力衰竭和各类心律失常。一般是限制体力活动,卧床休息,低盐饮食,应用洋地黄和利尿药等,但需注意患者容易发生洋地黄中毒,故应慎用。近年来,发现合理选用β受体阻滞剂,从小剂量开始,根据症状、体征调整用量,长期口服不但能控制心力衰竭而且还能延缓病情进展,对提高患者生存率有益。中药黄芪、生脉散等有抗病毒、调节免疫、改善心功能等作用,对改善症状及预后有一定作用。

二、肥厚型心肌病

肥厚型心肌病是一类由常染色体显性遗传造成的原发性心肌病,以心室壁非对称性肥厚、心室腔变小、左心室血液充盈受限、舒张期顺应性下降为特征的心肌病。临床上,根据有无左心室流出道梗阻分为梗阻型和非梗阻型。本病为青年猝死的常见原因。

(一)病因

病因未明,本病常有明显家族史或有明显的家族聚集倾向,目前认为家族性常染色体显性遗传是主要病因。

(二)临床表现

1.症状

起病缓慢,部分患者可无自觉症状,因猝死或体检时才被发现。许多患者有心悸、胸痛、劳力性呼吸困难,伴有流出道梗阻的患者由于左心室舒张充盈不足,心排血量减低可在起立或运动时出现眩晕,甚至神志丧失等。

2.体征

心脏轻度增大,心脏冲动向左下移位,能听到第四心音。梗阻性肥厚型心肌病患者可在胸骨左缘第3~4肋间听到较粗糙的喷射性收缩期杂音,心尖部也常可闻及吹风样收缩期杂音。凡能影响心肌收缩力,改变左心室容量及射血速度的因素,均可使杂音的响度有明显变化。

(三)辅助检查

1.X 线检查

心影增大多不明显,如有心力衰竭则心影明显增大。

2.心电图检查

最常见的表现为左心室肥大,可有 ST-T 改变、深而不宽的病理性 Q 波。此外,室内传导阻滞和期前收缩亦常见。

3.超声心动图检查

主要的诊断手段。检查可显示室间隔的非对称性肥厚,舒张期室间隔厚度与左心室后壁厚度之比≥1.3,间隔运动低下。

4.心导管检查和心血管造影检查

左心室舒张末期压上升。心室造影显示左心室腔变小、心壁增厚。冠状动脉造影多无异常。

5.其他检查

磁共振成像检查对诊断有重要意义;心内膜心肌活检:心肌细胞畸形肥大,排列紊乱。

(四)处理原则及治疗要点

目前主张应用 β 受体阻滞剂及钙通道阻滞剂治疗,以减慢心率、降低心肌收缩力,减轻流出道梗阻。常用药物有普萘洛尔、美托洛尔和维拉帕米等。避免使用增强心肌收缩力和减少心脏容量负荷的药物,如洋地黄、硝酸类制剂等。有些肥厚型心肌病患者,随着病情进展,逐渐呈现扩张型心肌病的症状与体征,对此类患者可采用扩张型心肌病伴有心力衰竭时的治疗措施进行治疗。对药物治疗效果不佳的重症梗阻性患者可考虑采用介入或外科手术治疗,植入 DDD 型起搏器、消融或切除最肥厚部分的心肌。

三、护理评估

(一)病史

询问患者首次发病的症状及时间,是否有呼吸困难、胸闷、心悸、乏力、头晕的症状;评估患者发生心律失常时的类型和采取的治疗措施及疗效;做过的相关检查及结果等。询问患者相关疾病的家族史及遗传史;有无明确诊断的其他心血管相关疾病或与心血管相关的疾病,以及进行的相关治疗及疗效。

(二)身体状况

评估患者目前主要不适、诱发因素及加重情况;评估是否有呼吸困难、胸闷心悸、乏力、头晕的症状;评估患者的心功能情况、目前的活动量、耐受能力和自理能力;评估心脏增大程度、心脏杂音、心脏冲动位置、双肺是否闻及水泡音或哮鸣音。

(三)心理-社会状况

评估患者职业、文化程度、对疾病相关知识的了解程度。评估患者的心理状态及社会支持情况。

四、护理措施

(一)生活护理

保持病室安静、通风、温湿度适宜。减少探视,避免不良刺激。心肌病患者应限制体力活动,可减轻心脏负荷,增加心肌收缩力,改善心功能。有心力衰竭症状者应绝对卧床休息,注意照顾其饮食起居。肥厚型心肌病患者活动后有晕厥和猝死的危险,故应避免持重、屏气及剧烈的运动如跑步、球类比赛等。有晕厥史者避免独自外出活动,以免发生意外。

(二)饮食护理

宜给予低脂、低盐、高蛋白和高维生素的易消化饮食,避免进食刺激性食物。多食新鲜蔬菜和水果、少量多餐及增加粗纤维食物,防止便秘。心力衰竭时低盐饮食,限制进食含钠量高的食物。

(三)病情观察

观察胸痛的部位、性质、程度、持续时间、诱因及缓解方式,注意血压、心率、心律及心电图变化。如疼痛加重或伴有冷汗、恶心、呕吐时,应及时与医师联系。对已有严重心律失常、心绞痛及晕厥症状的患者,加强心电监护;密切观察有无脑、肺和肾等器官及周围动脉栓塞的征象。对于长期慢性心力衰竭的患者重点观察肢体的温度、色泽、感觉和运动障碍,皮肤瘀点、瘀斑及有无突发胸痛、剧烈咳嗽、咯血等;注意有无心排血量减少导致的心、脑供血不足表现。

(四)给药护理

遵医嘱用药,观察疗效及不良反应。扩张型心肌病患者,对洋地黄耐受性较差,使用时应密切观察,警惕发生中毒;应用利尿药时,注意电解质紊乱,尤其是低血钾;应用β受体阻滞剂和钙通道阻滞剂时,注意有无心动过缓等不良反应。肥厚型心肌病患者出现心绞痛时不宜用硝酸酯类药物。

(五)对症护理

1.胸痛

嘱患者立即停止活动,卧床休息。应安慰患者,解除紧张情绪。遵医嘱使用药物,持续吸氧。嘱其避免剧烈运动、屏气、持重、情绪激动、饱餐、寒冷等诱发因素,戒烟酒。

2.心悸、呼吸困难

停止活动,嘱患者卧床休息,以减少心肌耗氧量,休息时采用半卧位。必要时予以吸氧,根据缺氧程度、心功能状态调节氧流量。

3.晕厥

立即让患者平躺于空气流通处,将头部位置放低;松开衣领、腰带;注意肢体保暖;吸氧;做好急救准备。

(六)心理护理

应经常与患者沟通、交流,了解其心理特点,多关心体贴患者,常予以鼓励和安慰,耐心地向患者介绍有关疾病的知识、治疗方案及心理调节与康复的关系,帮助其解除顾虑,消除悲观情绪,增强治疗信心,积极配合治疗。

五、健康指导

(一)疾病知识指导

避免诱因,防寒保暖,预防发生上呼吸道感染。对无明显症状的早期患者,可从事轻体力工作,但要避免劳累。戒烟戒酒,给予高蛋白、高维生素、易消化食物,心力衰竭时给予低盐饮食。

(二)用药与随访

坚持服用抗心力衰竭、抗心律失常的药物,以延长存活年限。说明药物的名称、剂量、用法,指导患者及家属观察药物产生的疗效及不良反应。嘱患者定期门诊随访,症状加重时立即就诊,防止病情进一步发展,甚至恶化。

第三节　心脏瓣膜病

一、定义

心脏瓣膜病是指由于炎症、缺血坏死、退行性改变等原因引起单个或多个瓣膜的功能或结构异常,导致瓣口狭窄和/或关闭不全。

二、疾病相关知识

(一)流行病学特征

风湿性瓣膜病多发于 20～40 岁,女性多于男性。二尖瓣最常受累,约占 70%。

(二)临床表现

呼吸困难、咳嗽、咯血。重度二尖瓣狭窄患者常有"二尖瓣面容"。并发症以心房颤动最常见,晚期常并发心力衰竭,甚至急性肺水肿。

(三)治疗

抗感染、强心、利尿药物治疗,必要时外科行换瓣术。

(四)预后

各种风湿性心脏瓣膜病病程长短不一,有的可长期处于代偿期而无明显症状,有的则病情进展迅速,最常见的死亡原因是心力衰竭。手术治疗可显著提高患者的生活质量和存活率。

三、专科评估与观察要点

(1)呼吸困难:多先有劳力性呼吸困难,随狭窄加重,出现夜间阵发性呼吸困难和端坐呼吸。

(2)注意有无咳嗽、咯血、声音嘶哑、吞咽困难等症状,血性痰或血丝痰,急性肺水肿时咳大量粉红色泡沫痰。

(3)心力衰竭、心律失常等并发症的观察。

(4)栓塞:20%的患者可发生体循环栓塞,脑动脉栓塞最多见。

(5)自理能力:急性期由于心功能差,自理能力受限,应协助患者进行生活护理。

四、护理问题

(一)体温过高

其与风湿活动、并发感染有关。

(二)潜在并发症

心力衰竭,栓塞。

(三)有感染的危险

其与机体抵抗力下降有关。

(四)无能性家庭应对

其与家属长期照顾患者导致体力、精神、经济负担过重有关。

(五)焦虑

其与担心预后、工作、生活与前途有关。

五、护理措施

(一)术前护理

(1)改善循环功能,防止心力衰竭:部分瓣膜病患者心功能较差,应注意防止心力衰竭,可适当限制患者活动量;给予吸氧;限制液体入量;遵医嘱给予强心、利尿、补钾药物和血管扩张药物,并观察药物效果和有无不良反应的发生。

(2)预防感染:采取严格措施预防上呼吸道和肺部感染。

(3)改善营养状况,提高机体抵抗力。

(4)注意患者安全,防止颅脑外伤:评估患者易跌倒的危险因素:高龄、长期卧床、应用镇静安眠药、扩血管药、降压药,有晕厥史、心绞痛史、糖尿病病史等;对患者做好宣教,加强巡视,嘱家属陪同。

(二)术后护理

1.改善心功能,维持循环功能稳定

(1)严密监测心功能情况。

(2)遵医嘱给予强心、利尿和补钾药物,观察药物作用和有无不良反应发生。

(3)控制输液量和输液速度。

(4)维持有效循环血量,术后 24 小时液体基本负平衡。

(5)心脏瓣膜病患者易发生各种心律失常,应加强观察和护理。

2.呼吸道管理

部分患者术前反复肺部感染,术后应注意加强呼吸道管理;部分患者术前并发肺动脉高压者。

3.抗凝治疗的护理

遵医嘱于术后 24~48 小时开始给予华法林抗凝,并监测凝血酶原时间活动度 INR,根据 INR 调整华法林用量,维持 INR 在 2.0~2.5,心房颤动患者应适当增加抗凝强度。

4.维持电解质平衡

瓣膜病患者因术前长期营养不良、应用利尿剂和术后尿多等原因,术后易发生电解质紊乱,故应严密监测血清离子情况并及时调整离子浓度,维持术后血清钾在 4~5 mmol/L,补钾同时适当补镁。

(三)并发症的观察与护理

1.出血

(1)观察:密切观察引流液的量和性质,有无心脏压塞,有无皮肤和黏膜出血,有无脑出血等。

（2）护理:定期复查凝血情况,遵医嘱减少或暂停抗凝药,必要时给予维生素K肌内注射,并给予对症处理。如引流液较多,遵医嘱给予止血药物,必要时根据活化部分凝血酶时间（APTT）给予鱼精蛋白,并补充成分血。若引流量持续2小时超过 4 mL/（kg·h）,伴引流液鲜红、有较多的凝血块、血压下降、脉搏增快、患者躁动和出冷汗等低血容量的表现,考虑有活动性出血,及时通知医师,做好再次开胸止血的准备。

2.动脉栓塞

（1）观察:患者是否出现脑及四肢动脉栓塞表现。

（2）护理:定期复查凝血情况,遵医嘱增加抗凝药剂量。

3.瓣周漏

（1）观察:患者有无血流动力学持续不稳定、突发急性肺水肿、心力衰竭进行性加重和血尿等表现。

（2）处理:确诊后尽快二次手术。

4.机械瓣膜失灵

（1）观察:患者有无一过性或持续性意识丧失、晕厥、发绀和呼吸困难等。

（2）护理:如确认机械瓣膜失灵,立即叩击心前区并心肺复苏,同时准备急诊手术。

（四）健康教育

1.预防感染

注意个人和家庭卫生;注意天气变化,预防呼吸道感染;如出现皮肤感染、外伤感染、牙周炎、感冒等,应及时治疗,以防止感染性心内膜炎。

2.饮食指导

患者宜进食高蛋白、丰富维生素、低脂肪的易消化饮食,少食多餐。

3.休息与活动

出院后注意休息,术后 3 个月后可根据自身耐受程度,适当进行户外活动。为促进胸骨愈合,应避免做牵拉胸骨的动作,如举重、抱重物等。每天做上肢水平上抬练习,避免肩部僵硬。

4.遵医嘱服药

按医嘱准确服用强心、利尿、补钾及抗凝药物。

5.抗凝剂用药指导

（1）服药时间和剂量:生物瓣抗凝 3～6 个月,机械瓣终身抗凝。严格按照医嘱用药,不能擅自增加或减少剂量。术后半年内,每月复查凝血情况,遵医嘱调整用药剂量,更换机械瓣患者半年后可每 6 个月复查一次。

(2)预防抗凝过量:苯巴比妥、阿司匹林、双嘧达莫、吲哚美辛等药物能增加抗凝作用,用药时需咨询医师;如患者出现牙龈出血,口腔黏膜、鼻腔出血,皮肤青紫、瘀斑、出血、血尿等表现,或头晕、头痛、呕吐、意识障碍、运动、语言障碍等脑出血表现,应及时就诊并做相应处理。

(3)预防抗凝不足:维生素 K 等止血药能降低抗凝作用,用药时需咨询医师;少吃或不吃富含维生素 K 的食物,如菠菜、白菜、菜花、胡萝卜、西红柿、蛋、猪肝等,以免降低药物的抗凝作用;如出现四肢活动障碍、皮肤厥冷、疼痛、皮肤苍白等动脉栓塞表现,或晕厥、偏瘫等脑栓塞表现,应及时就诊并做相应处理。

(4)及时咨询:如需要做其他手术,应咨询医师,术后 36～72 小时重新开始抗凝治疗。

6.婚姻与妊娠

术后不妨碍结婚和性生活,但应该在术后 1～2 年后心功能完全恢复为宜。女性患者婚后一般应避孕,如坚持生育,应详细咨询医师取得保健指导。

7.定期复查与随诊

出院后按期复查超声心动图、心电图、X 线胸片和凝血功能、水电解质情况,如出院后出现心悸、呼吸困难、发绀、尿少、水肿等症状,应及时就诊。

第四节　感染性心内膜炎

一、定义

感染性心内膜疾病指因细菌、真菌和其他微生物直接感染而产生心瓣膜或心室壁内膜的炎症。

二、疾病相关知识

(一)流行病学特征

临床表现早期不典型,有些症状和体征在病程晚期才出现。有 75%～85% 患者血培养阳性。血培养阳性是诊断本病的最直接的证据。

(二)临床表现

发热、心脏杂音、贫血、栓塞、脾大和血培养阳性等。

(三)治疗

血培养后尽早使用杀菌性抗生素,大剂量长疗程静脉用药为主,一般用药4周或4周以上。首选药物为青霉素。内科治疗病情稳定半年后可考虑手术治疗。

(四)预后

预后取决于病原菌对抗生素的敏感性、治疗是否及时、瓣膜损害程度、病前心肾功能状况,以及患者年龄、手术时机与治疗条件和并发症的严重程度。未治疗的急性患者几乎均在4周内死亡,亚急性者的自然病史一般≥6个月。死亡原因为心力衰竭、肾衰竭、栓塞、细菌性动脉瘤破裂或严重感染。大多数患者可获得细菌学治疗,但近期和远期病死率仍较高,治愈后的5年存活率仅为60%～70%,10%的患者在治疗后数月或数年内再次发病。

三、专科评估与观察要点

(1)严密观察体温变化并记录。

(2)观察心功能情况。

(3)并发症观察:心力衰竭、动脉栓塞。

四、护理问题

(一)体温过高

其与感染有关。

(二)潜在并发症

栓塞,心力衰竭。

(三)急性意识障碍

其与脑血管栓塞有关。

五、护理措施

(一)一般护理

(1)执行一般内科护理常规。

(2)卧位与休息:保证充足的睡眠。存在巨大赘生物者必须绝对卧床休息,防止赘生物脱落。保证室内空气新鲜,温度适宜,减少探视,避免感染。

(二)饮食护理

应以补充高蛋白、高热量、高维生素、易消化的食物为主,鼓励患者多饮水,如患者有心力衰竭的征象,应低钠饮食,限制水分,做好口腔护理。

(三)用药护理

感染性心内膜炎治愈的关键在于清除赘生物中的病原微生物。抗感染治疗原则:①早期应用,在连续送检3~5次血培养后即可开始治疗;②足量应用杀菌剂,联合应用2种具有协同作用的抗菌药物,大剂量,需要高于一般常用量,使感染部位达到有效浓度;③静脉给药,保持高而稳定的血药浓度;④长疗程,一般4~6周,人工瓣膜心内膜炎需6~8周或更长,以降低复发率;⑤病原微生物不明时,急性者选用针对金黄色葡萄球菌、链球菌和革兰阴性杆菌均有效的广谱抗生素,亚急性者选用针对大多数链球菌的抗生素;⑥已分离出病原微生物时,根据病原菌对药物的敏感程度选择抗微生物药物。抗菌药物应根据药代动力学给药,大剂量应用青霉素等药物时,宜分次静脉滴注,避免高剂量给药可能引起的中枢神经系统毒性反应。密切观察患者用药后有无不良反应,并及时处理。因长期使用大量抗生素可能带来真菌感染,应注意口腔护理,退热剂和抗生素对胃肠道有刺激,可能会出现恶心、呕吐、食欲减退等不良反应。

(四)并发症护理

栓塞的护理:了解超声心动图的情况,心腔内可见巨大赘生物的患者,应绝对卧床休息,协助生活护理,观察有无栓塞征象,重点观察瞳孔、神志、肢体活动及皮肤温度等。如发现有肺栓塞、肾栓塞、脑血管栓塞、肢体血管栓塞征象时立即通知医师。

(五)病情观察

(1)监测生命体征变化,每4~6小时监测体温一次,监测热型并记录。

(2)观察患者有无栓塞征象,观察瞳孔、意识、呼吸、肢体活动及皮肤温度等,同时观察有无气急、发绀、胸痛、腹痛、腰痛、血尿等。

(3)观察心脏有无新杂音出现或原有杂音发生改变;监测心功能情况,注意有无心力衰竭。

(4)观察有无药物过敏。

(六)健康指导

(1)教会患者自我监测体温,注意有无栓塞表现。

（2）居住环境要避免潮湿、阴暗等不良条件,注意防寒保暖,预防感冒,避免到人多的公共场所。

（3）饮食规律,营养均衡,多食富含蛋白、维生素、纤维素的清淡饮食,心力衰竭时低盐饮食,保持大便通畅。

（4）注意劳逸结合,适当锻炼,提高机体抵抗力,避免诱发因素。

（5）保持口腔和皮肤清洁,减少感染。

（6）按医嘱服药,定期复诊。

第五节 心律失常

心律失常是指心脏冲动起源、频率、节律、传导速度或激动次序的异常。引起心律失常的原因很多,可以是生理性的,也可以是病理性的。各种器质性心脏病是引发心律失常的最常见原因,其中缺血性心脏病、充血性心力衰竭和心源性休克等较易引发严重的心律失常,可导致严重的血流动力学障碍,甚至死亡。除上述疾病外,自主神经功能紊乱、药物中毒、内分泌代谢失常、酸碱平衡失调、电解质紊乱、急性感染、手术和心导管刺激等均可引起心律失常。健康人在紧张、激动、疲劳、吸烟、饮酒和饱餐等情况下,也可发生心律失常。本节仅介绍临床常见的心律失常。

一、房性期前收缩

房性期前收缩是指激动起源于窦房结以外心房任何部位的一种主动性异位搏动。正常成人进行 24 小时心电监测,大约 60％有房性期前收缩发生。

（一）病因

各种器质性心脏病患者均可发生房性期前收缩,并可能是快速性房性心律失常的先兆。

（二）临床表现

患者一般无明显症状,频发房性期前收缩者可有心悸或心跳暂停感。

（三）心电图特征

（1）房性期前收缩的 P 波提前发生,形态与窦性 P 波不同。

(2)下传的 QRS 波群形态通常正常,少数无 QRS 波出现。

(3)常见不完全性代偿间歇。

(四)治疗要点

房性期前收缩通常无须治疗。吸烟、饮酒与咖啡可诱发,应劝导患者减量。有明显症状时可给予药物治疗。

二、心房颤动

心房颤动(简称房颤)是指规则有序的心房电活动丧失,代之以快速无序的心房颤动波,是最严重的心房电活动紊乱,也是常见的快速性心律失常之一。心房由于无序颤动,从而失去了有效的收缩和舒张,进而导致泵血功能下降或丧失,因此心室律紊乱、心功能受损和心房附壁血栓形成是心房颤动患者的主要病理、生理特点。

(一)病因

房颤常发生于有基础心血管疾病的患者,如冠心病、高血压病、风湿性心脏瓣膜病、甲状腺功能亢进性心脏病、心肌病、感染性心内膜炎和缩窄性心包炎。

(二)临床表现

心房颤动主要表现为心慌,症状轻重程度亦受心室率快慢的影响,心室率不快,可无明显症状,心率超过 150 次/分时,患者可发生心绞痛或心力衰竭。房颤产生血栓、引起体循环栓塞的风险极大,如房颤患者突发偏瘫、失语需考虑到脑栓塞,发生急性腹痛但又排除其他常见急腹症时亦应考虑肠系膜动脉栓塞的可能性。房颤特异性体征主要为心律绝对不齐、心音强弱不等和脉搏短绌。

(三)心电图特点

(1)P 波消失,代之以大小不等、形态不一、间期不等的心房颤动波——f 波,频率为 350～600 次/分。

(2)RR 间期绝对不等。

(3)QRS 波群形态通常正常,当心室率过快,发生室内差异性传导时,QRS 波群增宽、变形。

(四)治疗要点

(1)积极控制基础心脏疾病、控制诱发因素。

(2)控制心室率:常用药物有洋地黄、β 受体阻滞剂及钙通道阻滞剂等。

(3)药物复律和同步直流电复律。

（4）导管消融和外科治疗。

（5）抗凝治疗。

三、室性期前收缩

室性期前收缩（简称室早）是指起源于心室肌或心室肌内浦肯野纤维的提前出现的异常电激动，是最常见的心律失常之一。在正常人和各类心脏疾病患者中均可发生。但临床上患者多伴有黑矇、眩晕，有器质性心脏病，心脏结构和功能改变，当心电图表现为多源、成对、成串的室性期前收缩时应引起重视。

（一）病因

正常人与各种心脏病患者均可发生室性期前收缩。心肌炎、缺血、缺氧、麻醉和手术等均可使心肌受到机械、电、化学性刺激而发生室性期前收缩，常见于冠心病、心肌病、心肌炎、风湿性心脏病。

（二）临床表现

室性期间收缩常无与之直接相关的症状，患者是否有症状及症状的轻重程度与期前收缩的频发程度不直接相关。患者可感到心悸，类似电梯快速升降的失重感或代偿间歇后一次有力的心脏搏动，多数人称"偷停"。听诊时可闻及期前收缩后出现一较长的停歇，期前收缩的第二心音减弱，仅能听到第一心音，桡动脉搏动减弱或消失。

（三）心电图特征

（1）提前出现的 QRS 波前无 P 波或无相关的 P 波。

（2）提前出现的 QRS 形态宽大畸形，时限通常＞0.12 毫秒，T 波方向多与 QRS 的主波方向相反。

（3）往往为完全性代偿间歇，即期前收缩前后 RR 间距等于窦性周期的2倍。

（四）治疗要点

（1）无器质性心脏疾病，考虑为良性室性期前收缩，预后良好，从危险效益比来说，不支持常规抗心律失常药物治疗，应首先考虑祛除诱发或加重室性期前收缩的因素如吸烟、喝咖啡等。对于此类患者的治疗重点是缓解症状。

（2）对于器质性心脏病伴频发室性期前收缩的患者，其治疗目的是预防心脏性猝死。

四、室性心动过速

室性心动过速(简称室速)是指起源于希氏束以下水平至少连续 3 个或 3 个以上的快速性心律失常。

(一)病因

常发生于各种器质性心脏病患者,最常见于冠心病,尤其是急性心肌梗死患者。也发生于无明显器质性心脏病的原发性心电疾病,如先天性长 QT 综合征。10%~20%的室性心动过速为特发性室性心动过速,常见于年轻男性。

(二)临床表现

患者可表现为心悸、胸闷、胸痛和黑矇等,但临床表现并不一致,非持续性室速(<30 秒,能自行终止)的患者除心悸外可无其他任何症状,而持续性室速(>30 秒,需药物或电复律终止发作)的患者常伴有明显血流动力学障碍和心肌缺血,其表现包括低血压、四肢厥冷、乏力、晕厥、少尿、气短和心绞痛等。听诊心律轻度不规则。

(三)心电图特征

(1)频率多在 100~250 次/分,节律可稍不齐。

(2)QRS 波群形态宽大畸形,时限通常超过 0.12 秒;ST-T 波方向与 QRS 波主波方向相反。

(3)心房独立活动与 QRS 波无固定关系,房室分离。

(4)偶尔心房激动夺获心室或发生室性融合波或 1∶1 传导。

(四)治疗要点

(1)立即终止室性心动过速的发作:根据血流动力学是否稳定采取抗心律失常药物治疗或直流电复律治疗的方法。

(2)纠正和治疗室性心动过速的诱因和病因:如低血钾、心肌缺血和心功能不全。

五、心室扑动与心室颤动

心室扑动与心室颤动(简称室扑和室颤)为致命性心律失常。

(一)病因

常见于缺血性心脏病。心室颤动往往是心脏停搏前的短暂征象,也可以因急性心肌缺血或心电紊乱而发生。由于心脏出现多灶性局部兴奋,以致完全失去排血功能,心室扑动常不能持久,没有很快恢复,便会转为心室颤动而导致死亡。

(二)临床表现

心室扑动与心室颤动为最恶性的心律失常,短时间即可引起意识丧失、抽搐、呼吸停顿甚至死亡。触诊时大动脉搏动消失、听诊心音消失、血压无法测到。

(三)心电图特征

(1)心室扑动心电图特征:无正常 QRS-T 波,代之以连续快速而相对规则的大振幅波动,频率达 200～250 次/分,心脏失去排血功能。

(2)心室颤动心电图特征:QRS-T 波完全消失,出现大小不等、极不匀齐的低小波,频率在 200～500 次/分。心室扑动和心室颤动均是极严重的致死性心律失常。

(四)治疗要点

心室扑动和心室颤动发生后即为心搏骤停,如果未能积极救治,多在数分钟内因组织缺氧而导致重要生命器官损害或死亡,因此应及时采取积极有效的复苏措施。长期治疗包括病因治疗、祛除诱因、药物治疗和植入式心脏复律除颤器治疗。

六、房室传导阻滞

房室传导阻滞(又称房室阻滞)是指房室交界区脱离了生理不应期后,心房冲动传导延迟或不能传导至心室。根据阻滞不同,房室阻滞分为一度、二度和三度。一度房室传导阻滞指房室传导时间延长。二度房室传导阻滞指激动自心房至心室过程中有部分传导中断,即有心室脱漏现象。二度房室传导阻滞又分为两型,称二度Ⅰ型房室阻滞和二度Ⅱ型房室阻滞。三度房室传导阻滞又称完全性房室传导阻滞,指心房激动全部不能传入心室。

(一)病因

主要有先天性、原发性和继发性,临床上以继发性多见。

(二)临床表现

对于房室传导阻滞,一度房室传导阻滞通常无症状;二度房室传导阻滞可引起心搏脱落,可有心悸;三度房室传导阻滞的症状取决于心室率的快慢,包括疲倦、乏力、头晕、晕厥、心绞痛及心力衰竭等。当心室率严重缓慢导致脑供血不足时,可引起短暂意识丧失,甚至抽搐。室内传导阻滞多无特殊的临床表现,主要为基础心脏病变的症状。对于房室传导阻滞,一度房室传导阻滞时第一心音减弱;二度房室传导阻滞时有心搏脱漏,Ⅰ型者第一心音逐渐减弱,Ⅱ型者强度恒定;三度房室传导阻滞时心率慢而规则,第一心音强弱不等。

(三)心电图特征

1.一度房室传导阻滞

(1)PR 间期延长,成人>0.20 秒(老年人>0.21 秒)。

(2)每个 P 波后均有 QRS 波群。

2.二度房室传导阻滞

二度Ⅰ型心电图特征:P 波规律出现,PR 间期逐渐延长,直到 P 波下传受阻,脱漏 1 个 QRS 波群,漏搏后房室阻滞得到一定改善,PR 间期又趋缩短,之后又逐渐延长,如此周而复始地出现。二度Ⅱ型心电图特征:表现为 PR 间期恒定,部分 P 波后无 QRS 波群。凡连续出现 2 次或者2 次以上的 QRS 波群脱漏者,常称为高度房室阻滞。

3.三度房室传导阻滞

(1)P 波与 QRS 波群各自独立,互不相关,呈完全性房室分离。

(2)心房率>心室率。

(3)QRS 波群形态和时限取决于阻滞部位,如阻滞位于希氏束及其附近,心室率为 40～60 次/分,QRS 波群正常;如阻滞部位在希氏束分叉以下,心室率可<40 次/分,QRS 波群宽大畸形。

(四)治疗要点

针对不同病因进行治疗。一度或二度Ⅰ型房室传导阻滞心室率不太慢者无须特殊治疗。二度Ⅱ型或三度房室传导阻滞如心室率慢伴有明显症状或血流动力学障碍,甚至阿-斯综合征者,应给予心脏起搏治疗。

七、心律失常患者护理评估

(一)病史

评估患者之前出现心律失常的情况,如发作时间、次数和发作时的心电图表现、起止方式及就医情况;是否服用抗心律失常药物,其名称、服用方法、效果及不良反应等;是否行电复律、起搏器植入术、射频消融术及外科手术等,效果如何。询问患者是否有心脏本身的疾病,如冠心病、风心病、高血压、心肌病及心力衰竭等;是否伴有其他系统疾病,如甲状腺功能亢进症或低下、呼吸衰竭导致的低氧血症或高碳酸血症等；是否有全身性感染、电解质紊乱及转移到心脏的肿瘤等。

(二)身体状况

包括患者入院时的意识、精神状态及生命体征(呼吸、心率、血压、脉搏情况)。心脏有无扩大，心脏冲动的位置和范围等。

(三)心理-社会状况

心律失常患者有各种不舒适的感觉，甚至有濒死感，因而存在焦虑、恐惧的情绪。护理人员需及时评估患者是否存在焦虑、恐惧等负性情绪及其严重程度，以及其他情况。

八、心律失常患者护理措施

(一)休息与活动

评估患者心律失常的类型及临床表现，与患者及家属共同制订休息与活动计划。对于无器质性心脏病的良性心律失常患者鼓励其正常工作和生活，建立健康的生活方式，保持心情舒畅，避免过度劳累。当患者出现因心律失常发作导致的胸闷、心悸、头晕等不适症状时采取高枕卧位、半卧位，尽量避免左侧卧位，因左侧卧位时患者常能感觉到心脏搏动而使不适感加重。当心律失常频繁发作，伴有头晕、晕厥或曾有跌倒病史时，应嘱患者卧床休息，避免单独外出，防止意外。当患者出现由窦性停搏、二度Ⅱ型或三度房室传导阻滞、持续性室速等严重心律失常或快速心室率引起血压下降的情况时，应卧床休息，以减少心肌耗氧量。

(二)用药护理

严格遵医嘱按时按量给予抗心律失常药物，静脉注射时速度宜慢，静脉滴注药物时尽量用输液泵调节速度，以及观察患者的生命体征和心电图变化，密切观察药物的效果及不良反应。胺碘酮静脉用药易引起静脉炎，应选择大血管并注意保护血管，严密观察穿刺局部情况，谨防药物外渗。

(三)病情观察

观察患者有无心悸、乏力、胸闷及头晕等症状，以及心律失常发生的程度、持续时间及给日常生活带来的影响。定时测量脉搏、心律及心率，判断有无心律失常的发生。房颤患者应同时测量心率和脉率1分钟，观察脉搏短绌的变化，有无晕厥，询问其诱因、发作时间及过程。进行24小时动态心电图监测的患者，嘱其保持日常的生活和活动,并记录发病时的症状和出现的时间及当时所从事的活动,以利于发现病情、查找病因。对严重心律失常者,应持续心电监护,严密监测心律、心率、心电图、生命体征、血氧饱和度的变化,如发现异常应立即报告医师。安放监护电极片应注意清洁皮肤,电极放置位置应避开胸骨右缘及心前区,以免影响做心电图和紧急电复律。伴呼吸困难、发绀等缺氧表现时给予氧气吸入,流量为 $2\sim4$ L/min。

(四)配合抢救

对于高危患者,应留置静脉通道,备好抗心律失常药物及其他抢救药品,准备好各种抢救器材,如除颤仪、临时起搏器等。一旦发生猝死,立即配合抢救。

(五)心理护理

为患者提供舒适安静的环境,了解患者的需要,倾听患者的主诉和感受,耐心解答患者提出的问题,向患者介绍病情及预后,鼓励患者参与制订护理计划。合理安排护理操作时间,保证患者的休息与睡眠时间,必要时遵医嘱使用镇静药。对于使用的各种仪器要有针对性地介绍使用的目的、功能、安全性和必要性,必要时关闭仪器报警功能,尽可能减少不良刺激。

九、心律失常患者健康指导

(1)向患者及家属讲解心律失常的常见原因、诱发因素及防治知识,避免诱发因素如情绪紧张、过度劳累、急性感染、寒冷刺激、不良生活习惯(吸烟、饮浓茶和咖啡等),避免饱餐。指导患者注意劳逸结合,有规律的生活,保证充足的睡眠时间。低钾血症易诱发室性期前收缩或室速,应注意预防、监测与纠正。心动过缓患者应避免排便时过度屏气,以免兴奋迷走神经而加重心动过缓。

(2)指导患者严格遵医嘱服药,说明按医嘱服药的重要性,严禁随意更改剂量或更换药物。指导患者观察药物产生的疗效和不良反应,发现异常时及时就诊。

(3)指导患者及家属监测脉搏的方法和心律失常发作时的应对措施。教会家属心肺复苏术,以备紧急需要时应用。对于进行电复律术、导管消融术、植入永久起搏器或外科手术后的患者注意加强相关指导。

(4)指导患者出院后定期随访,发现异常及时就诊。

第四章

消化内科护理

第一节　消化性溃疡

一、概述

消化性溃疡是指胃肠道黏膜被自身消化而形成的溃疡,可以发生在食管、胃、十二指肠、胃-空肠吻合口附近及含有胃黏膜的梅克尔憩室。胃、十二指肠球部溃疡最为常见。消化性溃疡是一种全球性常见病,10％左右的人在其一生中患过本病。

二、诊断

(一)症状

上腹痛或上腹不适为主要症状,性质可为钝痛、灼痛、胀痛、饥饿样不适。具有以下特点。

(1)慢性过程,病史可达十余年。

(2)周期性发作,发作期与缓解期长短不一,发作有季节性,多于秋冬、冬春之交发病。

(3)部分患者有与进餐有关的节律性上腹痛,如饥饿痛、餐后痛。

(4)可被抑酸药缓解。

(二)体征

发作时可有剑突下、上腹部局限性压痛,缓解期无明显体征。

(三)辅助检查

胃镜检查:胃镜发现胃和/或十二指肠溃疡可明确诊断,应注意溃疡部位、形态、大小、深度、苔的颜色及厚度和周围黏膜情况。胃溃疡应常规进行活组织检查排除胃癌。

1.胃镜检查前准备

(1)年龄＜45岁,且无高血压、冠心病、脑血管病等基础病患者可直接进行胃镜检查。

(2)年龄≥45岁,无高血压、冠心病、脑血管病等基础病患者可直接胃镜检查;有上述基础病患者检查前需测量血压,并行心电图检查,如血压升高,需将舒张压降至13.3 kPa(100 mmHg)以下,如心电图有明显异常时需请心血管会诊。

(3)年龄≥65岁,无高血压、冠心病、脑血管病等基础病患者检查前需测血压,并行心电图检查,如正常可直接行胃镜检查;有上述基础病患者检查前应测血压,并行心电图检查,如血压升高,需将舒张压降至13.3 kPa(100 mmHg)以下,如心电图有明显异常时需请心血管会诊。

2.胃镜检查中注意

(1)年龄≥45岁,有高血压、冠心病、脑血管病等基础病患者检查过程中应给予心电、血压、指脉氧监护。

(2)年龄≥65岁患者,无论有无高血压、冠心病、脑血管病等基础病均应给予心电、血压、指脉氧监护。

幽门螺杆菌检测:所有诊断胃十二指肠溃疡患者立即进行[13]C尿素呼气试验或[14]C尿素呼气试验(urea breath test,UBT)明确是否存在幽门螺杆菌感染(孕妇和儿童应行[13]C尿素呼气试验-UBT,避免应用[14]C尿素呼气试验-UBT)。

三、治疗

(一)一般治疗

规律饮食,戒烟戒酒,避免过度劳累和紧张,应用NSAID及抗血小板药物患者如病情允许应停服上述药物。

(二)幽门螺杆菌阳性患者的治疗

(1)对于上腹痛症状严重,伴有恶心、呕吐、反酸,不能口服药物患者以及溃疡深大、多发或复合溃疡需住院治疗患者,或要求住院治疗患者,给予泮托拉唑40 mg,静脉滴注,1次/天,1周;症状缓解后改为埃索美拉唑20 mg,1次/天或兰索拉唑口崩片30 mg,1次/天,早餐前30分钟服用,同时口服瑞巴派特0.1 g,3次/天,保护黏膜治疗,如为胃溃疡持续用药至6～8周,十二指肠溃疡持续用药至4周,停药4周后根除幽门螺杆菌治疗。

(2)非上述症状消化性溃疡病患者门诊治疗:先给予根除幽门螺杆菌治疗,根除治疗疗程结束后调整治疗方案为埃索美拉唑 20 mg,1 次/天或兰索拉唑口崩片 30 mg,1 次/天,早餐前30 分钟服用,同时口服瑞巴派特 0.1 g,3 次/天,保护黏膜治疗,如为胃溃疡继续用药至 6～8 周,十二指肠溃疡继续用药至 4 周。

(三)幽门螺杆菌阴性患者的治疗

(1)对于上腹痛症状严重,伴有恶心、呕吐、反酸,不能口服药物患者以及溃疡深大、多发或复合溃疡需住院治疗患者,或要求住院治疗患者;药物治疗同阳性患者。

(2)非上述症状消化性溃疡病患者门诊治疗;药物治疗同阳性患者。

(3)如为 NSAID 或抗血小板药物引起的溃疡,且不能停药,应同时长期口服 PPI,口服氯吡格雷抗血小板治疗患者 PPI 应选择泮托拉唑 40 mg,1 次/天,或埃索美拉唑(耐信)20 mg,1 次/天,早餐前 30 分钟服用。

(四)复查与随诊

(1)所有患者在根除幽门螺杆菌治疗结束,并停药 4 周后均应复查^{13}C 尿素呼气试验或^{14}C 尿素呼气试验明确幽门螺杆菌是否成功根除。

(2)胃溃疡患者在疗程结束后复查胃镜,如溃疡深大、位置特殊,正规治疗 6～8 周仍未愈合者需再次取活检排除恶性溃疡。

四、规范化沟通

(1)消化性溃疡是指胃肠道黏膜被自身消化而形成的溃疡,可以发生在食管、胃、十二指肠、胃-空肠吻合口附近及含有胃黏膜的梅克尔憩室。胃、十二指肠球部溃疡最为常见。消化性溃疡是一种全球性常见病,10%左右的人在其一生中患过本病。规范治疗可使约 95%消化性溃疡愈合。

(2)告知患者目前根据病史、症状、体征及胃镜结果,患者目前诊断为胃溃疡或十二指肠球部溃疡或复合溃疡、严重程度、有无并发症及其可能的病因。

(3)告知患者目前使用的治疗方法符合国内最先进的规范共识意见。治疗疗程胃溃疡 6～8 周、十二指肠球部溃疡 4 周,愈合率在 90%以上。大多数消化性溃疡已经不需要外科手术治疗。老年患者主要死于严重并发症,尤其是大出血及急性穿孔,病死率<1%。该病多数由幽门螺杆菌感染引起,根除幽门螺杆菌后可治愈。根除幽门螺杆菌过程中可能会出现腹胀、恶心、口苦及抗生素相关性腹泻等不良反应,可以口服布拉氏酵母菌预防。

(4)住院患者给予泮托拉唑 40 mg,静脉滴注,1 次/天,1 周,同时口服黏膜保护剂,症状缓解后出院继续口服药物,十二指肠球部溃疡用药至4周,胃溃疡用药6～8周,停药4周后给予四联方根除幽门螺杆菌治疗,治疗方案符合国内外规范及最新进展。

(5)转归:该病经正规治疗能够治愈,预后好,但如不正规治疗,可能病情反复发作,出现出血、穿孔、幽门梗阻、癌变等并发症,甚至需要手术或危及生命。

(6)出院后要按要求服药,足疗程,停药4周后门诊复查呼气试验,了解幽门螺杆菌根除情况,复诊时携带出院小结。

五、护理与康复

(一)饮食护理

指导患者有规律地定时进食。溃疡活动期可少量多餐,每天进食4～5次,避免餐间零食和睡前进食,症状控制后改为3次/天。饮食不宜过饱,避免过急。选择清淡、富有营养的饮食为主,主食以面食为主,不习惯面食者,以稀饭、米粥代替。避免暴饮暴食,避免粗糙、刺激性食物或饮料,如浓茶、咖啡、酸辣、油煎、洋葱、韭菜、芹菜等食物。出血患者在血流动力学稳定后6小时方可进流食,以牛奶、豆浆、米汤为宜,忌食肉汤、鸡汤、浓茶等。

(二)休息与活动

溃疡活动期患者应卧床休息几天至1～2周,可使疼痛等症状缓解;愈合期应生活规律,避免过度劳累,注意劳逸结合;戒烟戒酒。

(三)用药护理

指导患者坚持药物治疗可以很好地控制疾病,要了解药物的性质和作用,遵医嘱坚持服药,不随便停药以减少溃疡复发,慎用阿司匹林等致溃疡的药物,并注意观察药效和不良反应。

(四)疼痛的观察与护理

对于症状严重的患者,护理人员应该立刻让患者在床上休息,并且使用局部热敷、理疗等方法减轻患者的疼痛。缓解期间,护理人员应该鼓励患者适当地进行活动,劳逸结合,避免饭后立刻运动。

(五)心理护理

护理人员需要向患者和家属说明患病的过程和治疗的过程,多与患者沟通,帮助患者树立起信心,保持良好的心理状态和稳定的情绪。

(六)并发症的观察与护理

1.穿孔

表现为突发的剧烈腹痛,腹痛常常始于上腹部,持续而剧烈,迅速蔓延至全腹。应该立即停止进食、置胃管行胃肠减压,半卧位补液治疗,备血、做好术前准备,作紧急手术。

2.急性幽门梗阻

患者上腹胀满不适,餐后腹痛加重,并有恶心呕吐,呕吐物含发酵酸性宿食。给予禁食水,行胃肠减压,补液治疗,遵医嘱使用抗菌药物。观察患者的呕吐物性质,气味,量并记录出入的液量。

3.出血

在溃疡的活动期,常伴有少量出血,隐血实验呈阳性反应。如果出血量>50 mL则产生黑便,即为上消化道出血,是消化性溃疡的常见并发症。应该卧床休息,严重的需要禁食,补充血容量,监测出血量及生命体征,遵医嘱应用止血药、抑酸剂;行急症内镜下止血,内科治疗无效者可行外科手术。

(七)健康指导

1.疾病知识指导

向患者及家属讲解引起或加重消化性溃疡的相关因素。指导患者重视疾病,规律的生活和稳定的情绪,避免过多的紧张及焦虑。

2.饮食指导

指导患者建立合理的饮食习惯和结构,饮食定时定量,细嚼慢咽,戒除烟酒,避免摄入刺激性食物。

3.休息指导

指导患者合理安排作息时间,保证充足的睡眠,规律生活,避免过度紧张或劳累,保持乐观情绪及良好的心态。选择合适的锻炼方式,提高机体抵抗力。

4.用药指导

指导患者遵医嘱坚持正确服药,学会观察药效及不良反应,不能随便停药或减量,防止溃疡复发,慎用或勿用致溃疡药物,如阿司匹林、咖啡因、泼尼松等。已根除幽门螺杆菌的患者,停药4周后门诊复查呼气试验。嘱患者上腹痛节律发生变化或加重,出现呕血、黑便时应及时就医。

(八)家庭护理

(1)饮食指导:饮食要有规律定时定量,细嚼慢咽,戒除烟酒,避免摄入刺激性食物。

（2）休息指导：规律生活，保证充足的睡眠，避免过度紧张或劳累。

（3）用药指导：指导患者遵医嘱坚持正确服药，不能随便停药或减量，慎用或勿用致溃疡药物，如阿司匹林、咖啡因、泼尼松等。

（4）根除幽门螺杆菌的患者停药 4 周后门诊复查呼气试验，以了解根除情况。

第二节　急性胰腺炎

一、概述

急性胰腺炎（acute pancreatitis，AP）是指多种病因引起的胰酶激活，继以胰腺局部炎症反应为主要特征，伴或不伴有其他器官功能改变的疾病。临床以急性上腹痛及血淀粉酶或脂肪酶升高为特点。急性胰腺炎是临床常见急症，发病率逐年增高，病变轻重不等，轻症临床多见，预后好；少数患者病情凶险，死亡率高。

二、诊断

（一）病因诊断

急性胰腺炎的病因较多，多数与胆道疾病和饮酒有关。我国以胆道疾病为主，西方国家以急性酒精中毒最常见。

1.胆道疾病

胆石症及胆道感染是急性胰腺炎的主要病因。

2.酒精

酒精可促进胰液分泌，当胰管流出道不能充分引流大量胰液时，胰管压力升高，引发腺泡细胞损伤。

3.高脂血症

甘油三酯≥11.30 mmol/L 或甘油三酯在 5.65～11.3 mmol/L，且血清呈乳糜状。

4.药物或毒物

糖皮质激素、噻嗪类利尿剂、硫唑嘌呤、口服避孕药等可促发急性胰腺炎，多发生在服药最初 2 个月,与剂量无明确相关。

5.手术或外伤

腹腔手术、腹部钝挫伤、内镜逆行胰胆管造影术后等损伤胰腺组织、导致胰腺血液循环障碍,均可引起急性胰腺炎。

6.感染

腮腺炎病毒、柯萨奇病毒、获得性免疫缺陷病毒、蛔虫病等。

7.高钙血症

甲状旁腺功能亢进症等疾病引起的高钙血症,可通过胰管钙化,促进胰蛋白酶原激活或增加胰液分泌而诱发胰腺炎。

8.其他

血管炎、Oddi 括约肌功能障碍、先天性(胰腺分裂、环形胰腺、十二指肠乳头旁憩室等)、肿瘤性、自身免疫性(系统性红斑狼疮、干燥综合征)等。

(二)诊断

1.症状

腹痛是急性胰腺炎的主要症状,位于上腹部,常向腰背部放射,多为急性发作,呈持续性,少数无腹痛,可伴有恶心、呕吐、发热、黄疸。病情重者可出现呼吸困难、意识障碍、低血压、休克等。

2.体征

轻症者仅表现中上腹压痛,肠鸣音减弱;重症者可出现全腹膨隆、张力高,广泛压痛及反跳痛,移动性浊音阳性,肠鸣音弱甚至消失,出现 Grey-Turner 征或 Cullen 征等。

3.辅助检查

(1)血淀粉酶、脂肪酶:血淀粉酶或脂肪酶大于正常值上限 3 倍。

(2)血常规、肝功能、肾功能、血脂、血糖、血钙、CRP、心肌酶谱、血气分析等;反映急性胰腺炎病理生理变化的实验室指标,对病因诊断及病情评估有一定帮助。

(3)腹部超声:常规初筛检查,因受胃肠道积气的干扰,对胰腺形态观察常不满意,但可探及胆囊及胆管的情况,是胆源性胰腺炎病因的初筛方法。

(4)腹部 CT:平扫有助于确定有无胰腺炎,胰周炎性改变及胸腹水;增强 CT 有助于确定胰腺坏死程度,一般应在起病 1 周左右进行。

4.急性胰腺炎的诊断体系

(1)AP 的诊断标准:确定胰腺炎应具备下列 3 条中任意两条。①急性持续性中上腹痛;②血淀粉酶或脂肪酶＞正常值上限3倍;③急性胰腺炎的典型影像学改变。

（2）AP的分级诊断。①轻症AP:具备AP的临床表现和生物化学改变,不伴有器官功能衰竭或全身并发症,通常在1～2周内恢复,病死率极低;②中度重症AP:具备AP的临床表现和生物化学改变,伴有一过性的器官功能衰竭（48小时内可自行恢复）或伴有局部或全身并发症而不存在持续性的器官功能衰竭（48小时内不能自行恢复）;③重症AP:具备AP的临床表现和生物化学改变,伴有持续的器官功能衰竭（持续48小时以上、不能自行恢复的呼吸系统、心血管或肾脏功能衰竭,可累及一个或多个脏器）。Ranson评分≥3分,APACHE-Ⅱ≥8分,Balthazar CT分级为D/E级,BISAP评分≥3分。

（3）AP的并发症。①局部并发症:急性液体积聚、急性坏死物积聚、胰腺假性囊肿、坏死物包裹、胰腺脓肿,其他还包括胸腔积液、胃流出道梗阻、消化道瘘、腹腔出血、脾静脉或门静脉血栓形成等;②全身并发症:器官功能衰竭、SIRS、全身感染、腹腔内高压或腹腔间隔室综合征、胰性脑病。

（4）临床上完整的AP诊断应包括疾病诊断、病因诊断、分级诊断、并发症诊断,例如急性胰腺炎（胆源性、重症、ARDS）。

三、治疗

急性胰腺炎治疗的两大任务:寻找并去除病因,控制炎症。

（一）监护

根据症状、体征、中心静脉压、实验室检测、影像学变化及时了解病情发展,行Ranson评分、APACHE-Ⅱ评分、BISAP评分、Balthazar CT分级的动态评估。高龄、肥胖（BMI＞25 kg/m²）、妊娠等患者是重症急性胰腺炎的高危人群。

（二）控制胰酶分泌

（1）生长抑素及其类似物（奥曲肽）可通过直接抑制胰腺外分泌发挥作用,用法:生长抑素以250 μg/h或奥曲肽以25 μg/h持续泵入3～5天。

（2）质子泵抑制剂可通过抑制胃酸间接抑制胰腺分泌,用法:泮托拉唑40 mg,静脉滴注,1次/日。

（三）病因治疗

1.胆源性AP

（1）抗感染治疗:头孢哌酮舒巴坦3.0＋奥硝唑0.5,静脉滴注,每12小时

1 次,7～14 天;

(2)内镜 ERCP 治疗:轻症于住院期间均可行 ERCP 治疗;如符合重症指标,和/或有胆管炎、黄疸、胆总管扩张者,应行鼻胆管引流或内镜下十二指肠乳头括约肌切开术,ERCP 最佳时机主张为发病的 48～72 小时。

2.高脂血症性 AP

(1)低分子量肝素 4 250 U,皮下注射,每 12 小时 1 次。

(2)小剂量胰岛素应用、连续肾脏替代疗法(CRRT)、血脂吸附和血浆置换,短时间内降低甘油三酯水平至 5.65 mmol/L 以下。

3.酒精性 AP

戒酒,补充复合 B 族维生素及镁。

(四)分级治疗

1.轻症 AP

(1)早期液体复苏:输液速度 5～10 mL/(kg·h),要注意钙的补充,保持电解质平衡、内环境稳定。

(2)呼吸功能支持:鼻导管吸氧维持动脉氧饱和度＞95％。

(3)乌司他丁:$10×10^4$U,静脉滴注,每 8 小时 1 次。

(4)大黄、芒硝导泻。

2.中度重症 AP

(1)早期液体复苏:控制性液体复苏,晶体和胶体比值为 2∶1,最佳补液量 3.1～4.1 L,要注意钙的补充,保持电解质平衡、内环境稳定。

(2)呼吸功能支持:鼻导管或面罩吸氧,维持动脉氧饱和度＞95％,动态监测血气分析结果。

(3)乌司他丁:$20×10^4$U,静脉滴注,每 8 小时 1 次。

(4)其他脏器支持:大黄、芒硝导泻,肝功能异常时予以保肝药物。

3.重症 AP

(1)器官支持。①早期液体复苏:一经诊断立即开始进行控制性液体复苏,主要分快速扩容和调整体内液体分布两个阶段。晶体和胶体比值为 2∶1,输液速度 5～10 mL/(kg·h),有研究结果显示入院 24 小时内液体复苏最佳补液量 3.1～4.1 L,过量的液体复苏可能有害。要注意钙的补充,保持电解质平衡、内环境稳定。②呼吸功能支持:出现急性肺损伤、呼吸窘迫时应给予大剂量、短程糖皮质激素和机械通气,有条件时行气管镜下肺泡灌洗术。③肾脏功能支持:出现急性肾损伤或肾衰竭需连续性血液净化,有助于清除部分炎症介质,有利于患者重要器官功能改善和恢复,避免疾病恶化。④其他脏器支持:肝功能异常时予以保肝药物,上消化道出血可应用质子泵抑制剂,及早应用大黄、芒硝导泻有助于减轻细菌移位及肠道炎症反应,应用谷氨酰胺制剂可保护肠道黏膜屏障;病情允许时,尽早恢复饮食或实施肠内营养对预防肠道功能衰竭及感染有重要意义。

(2)控制胰液分泌:乌司他丁$(30\sim240)\times10^4$U/d。

(3)营养支持:一旦肠道功能恢复,就要尽早(发病48~72小时)进行肠内营养,采用经口进食、鼻胃管或鼻腔肠管输注法。恢复饮食应从少量、无脂、低蛋白饮食开始,根据患者耐受情况,逐渐增加食量和蛋白质。

(4)抗生素应用:伴有感染的重症急性胰腺炎和中度重症急性胰腺炎应常规使用抗生素。抗生素应用需遵循"降阶梯"原则,选择抗菌谱为针对革兰阴性菌和厌氧菌为主、脂溶性强、有效通过血胰屏障的药物:碳青霉烯类、青霉素+β-内酰胺酶抑制剂、第三代头孢菌素+抗厌氧菌、喹诺酮+抗厌氧菌,疗程7~14天,特殊情况下可延长应用时间。

(5)手术治疗:AP早期阶段,除因严重的腹腔间隔室综合征,均不建议外科手术治疗,在AP后期阶段,若合并胰腺脓肿和/或感染,可考虑手术治疗或经皮穿刺引流、经内镜引流术或清创术。

(6)其他措施:疼痛剧烈时可考虑应用盐酸哌替啶镇痛治疗,不推荐吗啡或胆碱能受体拮抗剂。血管活性物质在重症患者中可选择性应用。

四、规范化沟通

(1)急性胰腺炎是胰酶在胰腺内激活后引起胰腺组织自身消化的急性化学性炎症。发病急,病变轻重不等,轻症多见,预后好;重症病情严重,病死率高。

(2)根据急性起病,持续性上腹痛伴腰背部放射,查体上腹部横行带状压痛,化验血淀粉酶明显升高超过正常值上限3倍以上,结合腹部彩超及胰腺CT检查所示,患者诊断急性胰腺炎明确。

(3)根据目前病情评估,告知患者为轻症、中度重症还是重症,治疗为最先进水平,符合国内最新急性胰腺炎诊疗规范,取得患者及其家属知情同意。

(4)告知患者或家属发病病因,酒精性要戒酒,胆源性要根据病情轻重急症或择期镜下治疗,高脂血症性要尽快将甘油三酯降至5.65 mmol/L以下。

(5)转归:老年人,有心脑血管基础病的患者,治疗过程中可能存在治疗矛盾:如急性胰腺炎早期需液体复苏,而心功能差的患者输液量可能受限等。急性胰腺炎,尤其是重症患者,病情凶险,瞬息变化,总体费用高,死亡率高,如合并脏器功能衰竭及感染,死亡率可达 47%,且可能遗留不同程度的胰腺内外分泌功能不全,少数演变为慢性胰腺炎;轻症患者恢复后不留后遗症,预后好。

(6)出院后注意事项:患者出院后逐步恢复饮食,口服胰酶肠溶胶囊治疗,酒精性戒酒,高脂血症性低脂饮食,1 个月后门诊复诊,复查时带住院期间的影像学检查资料及出院小结。

五、护理与康复

(一)病情观察

(1)严密监测生命体征的变化,有无全身炎症反应综合征及低血容量性休克的表现。

(2)行胃肠减压者,观察和记录引流液的颜色、性质和量,并准确记录24 小时的出入量和尿量。

(3)给予低流量吸氧,必要时使用面罩吸氧。

(4)观察腹胀腹痛恢复情况,有无排气排便。

(二)饮食护理

急性期禁食水,给予补液维持有效循环血容量。腹痛和呕吐等症状基本消失及肠道功能恢复后尽早给予肠内营养,恢复饮食应从少量、无脂、低蛋白饮食开始,少食多餐。要注意禁烟、酒和刺激性及油腻食物。

(三)休息与活动

急性期应绝对卧床休息,保证睡眠,促进组织修复和体力恢复。因为剧痛在床上辗转不宁者,要防止坠床。

(四)用药护理

(1)迅速建立双侧液路,补充血容量,维持机体水电酸碱平衡。早期遵循“降阶梯”原则使用抗生素。根据患者年龄、心肺功能情况调节输液速度,并记录补液量。

(2)遵医嘱给予导泻药物口服或灌肠,以减轻腹胀,促进肠道功能恢复。

(3)腹痛剧烈者,遵医嘱给予药物止痛,注意禁用吗啡,以免引起 Oddi 括约肌痉挛,加重病情,观察用药前、后患者疼痛有无减轻,疼痛的性质和特点有无改变。

(五)基础护理

禁食水的患者做好口腔护理,高热的患者注意皮肤护理,预防感染和压疮。

(六)心理护理

给患者及家属讲解有关本病的相关知识,减轻患者的紧张及焦虑。

(七)健康指导

1.饮食指导

指导患者及家属掌握饮食卫生知识、平时养成规律进食习惯,避免暴饮暴食及酗酒,平时适度饮酒,酒精性 AP 患者要戒酒。应避免刺激性强、产气多、高脂和高蛋白食物,防止复发。肥胖的患者要降血脂、控制好体重及腹围。

2.出院指导

向患者讲解本病等诱发因素、预后及并发症知识。有胆道疾病,十二指肠疾病者应积极治疗,避免此病复发。如出现腹痛、腹胀、恶心等表现时及时就诊。

(八)家庭护理

1.饮食指导

饮食要有规律,避免暴饮暴食及酗酒,部分患者要严格戒酒。应避免刺激性强、产气多、高脂和高蛋白食物,防止复发。肥胖患者控制体重及腹围。

2.休息指导

生活规律,劳逸结合,保证充足睡眠。

3.疾病知识指导

讲解本病等诱发因素、预后及并发症知识,积极治疗原发病。

4.随诊

如出现腹痛、腹胀、恶心等表现时及时就诊。

第三节　肝硬化腹水

一、概述

肝硬化是我国常见疾病和主要死亡原因之一,最常见的并发症是腹水、肝性脑病和上消化道出血。50%代偿期肝硬化患者在确诊后 10 年内发生腹水。15%肝硬化腹水患者 1 年内死亡,44%~85%肝硬化腹水患者 5 年内死亡。不规范的治疗使死亡率明显增加,因此临床上需要规范化诊治,使患者受益。

二、诊断

(一)症状

（1）腹胀、腹围增加、体重增加。

（2）肝功能减退的表现，如食欲减退、恶心、厌油、腹胀、消瘦、乏力、黄疸、鼻出血、牙龈出血、皮肤瘀斑、低热、低蛋白血症。

门静脉脉高压症的表现：可表现为脾大、腹壁静脉曲张或既往有食管胃静脉曲张病史。

(二)体征

肝病面容，贫血貌，睑结膜及甲床苍白，皮肤、巩膜黄染，肝掌及蜘蛛痣，皮肤瘀斑，腹壁静脉曲张，移动性浊音阳性，大量腹水时液波震颤阳性，肠鸣音活跃，双下肢水肿。

(三)辅助检查

1.化验

（1）肝功能检查：血常规：红细胞计数、血红蛋白及血细胞比容降低，白细胞、血小板不同程度下降；血生化全项：清蛋白降低，球蛋白升高，白/球蛋白比例倒置，转氨酶、胆红素升高，血尿素氮升高；血凝：PT、PTA、INR 延长。

（2）其他：血型、术前八项、肝纤维化系列、血氨、乳酸、红细胞沉降率、肿瘤标志物等。

（3）诊断性腹腔穿刺术，检测腹水常规、生化、病理、培养、涂片及肿瘤标志物；检测血生化，计算 SAAG>11.1 g/L 提示门静脉高压性腹水。

（4）留 24 小时尿，测 24 小时尿钠、尿钾，以及尿钠/尿钾比值。

2.检查

（1）腹部超声：明确是否存在腹水及腹水量，评估是否存在肝硬化及肝癌，了解门静脉、脾静脉直径及脾脏大小。

（2）上腹 CT：明确是否存在腹水及腹水量，评估是否存在肝硬化及肝癌。

3.病情评估

（1）肝功能 Child-pugh 分级见表 4-1。

（2）根据患者对水钠耐受的情况和利尿反应，将肝硬化腹水患者分为三型，以利于选择治疗方法，估计疗效及预后。

表 4-1　肝功能 Child-pugh 分级

分型	临床表现
Ⅰ型	多是初发小量腹水患者,仅由 B 超检查发现。经卧床、限钠,在数天至 2 周内发生自发性利尿,腹水逐渐消退。此型患者的血钠>135 mmol/L,尿钠 90～50 mmol/24 h,尿钠/尿钾>2,自由水清除率(CH_2O)>1 mL/min,肾小球滤过率(GRE)和肾血浆流量(RPF)均正常。患者对水钠均耐受。治疗时不必严格控制水的摄入,而抗醛固酮类利尿剂可加速腹水消退。
Ⅱ型	多为中量腹水,常在摄入过多钠盐时发生。经上述处理并不发生自发性利尿。此型患者的血钠 126～135 mmol/L,尿钠 40～50 mmol/24 h,尿钠/尿钾<2,但>1,CH_2O>1 mL/min,GRE 和 RPF 均正常。多数病例对抗醛固酮类利尿药或联合使用排钠利尿药有效,患者对水耐受,对钠不耐受。利尿期间不必严格限制饮水。
Ⅲ型	多为大量腹水持续 3 个月以上,严重者为"顽固性腹水"。此型患者的血钠<126 mmol/L,尿钠<10 mmol/24 h,尿钠/尿钾<1,CH_2O<1 mL/min,GRE 和 RPF 均低于正常。患者对水钠不耐受。顽固性腹水可分为利尿剂耐药性和难治性腹水。前者定义为腹水难以消退或消退后由于对限钠和利尿剂治疗缺少反应(用螺内酯 400 mg/d,呋塞米 160 mg/d 连续 4 天体重减轻<200 g/d,尿钠排泄<50 mmol/d),而不能防止复发者。后者为腹水难以消退或很快复发,主要由于用利尿剂后会产生并发症,因此不能用利尿剂进行预防。

三、治疗

(一)腹水的一般治疗

1.消除诱因

如摄入过量的钠盐、并发感染、肝病加重、门静脉栓塞、并发原发性肝癌等。

2.限制钠盐的摄入

钠的摄入量每天不应超过 2 g。如果有稀释性低钠血症应限制水的摄入,不超过 1 L/d。经过限制钠盐和水的摄入 4 天后,体重减轻小于 1 kg 者应给予利尿剂治疗。

3.利尿剂的应用

利尿剂的使用应从小剂量开始,以最小剂量达到每天减轻体重 300～500 g(无水肿者)或 800～1 000 g(有下肢水肿者)。首选醛固酮拮抗剂螺内酯,开始时,100 mg/d,根据利尿反应(称体重、测腹围、计尿量)每 3～5 天增加 100 mg 直到最大剂量 400 mg/d。常与襻利尿剂(呋塞米)合用,起始剂量 40 mg/d,可增加到 160 mg/d。利尿剂的不良反应有水电解质紊乱、肾衰竭、肝性脑病、男性乳房发育等。如出现肝性脑病、稀释性低钠血症(血钠<120 mmol/L),肌酐>120 mmol/L应停用利尿剂。

(二)合并稀释性低钠血症

血钠＜120 mmol/L、血肌酐正常者,应慎用利尿剂,肌酐＞150 mmol/L 或＞120 mmol/L并有上升趋势,应停用利尿剂,用胶体或盐水扩容。须避免 24 小时血钠上升＞12 mmol/L。

(三)治疗性放腹水

用于前述Ⅲ型腹水的一线治疗。患者应符合:无肝性脑病、上消化道出血、感染;Child pugh 分级 A、B 级;凝血酶原时间＞40%,血小板计数＞40×10⁹/L;可于 2～4 小时放腹水 10 L,同时补充清蛋白 8 g/L 腹水,增加有效血容量,阻断 RAAS 系统激活。一次排放后有腹水可重复进行。该方法腹水消退率 96.5%,消除后用螺内酯维持治疗腹水再出现率明显下降。

(四)经颈静脉肝内门体分流术(TIPS)

经颈静脉放置导管引导支撑管经肝静脉与门静脉之间架桥,在肝内建立门静脉与肝静脉主要分支间分流通道。仅用于上述治疗无效的顽固性腹水、肝性胸腔积液及伴肾功能不全者,治疗有效率为 60%～70%。术后门静脉压力降低,对利尿剂反应改善,尿量明显增加,腹水消退较快。不良反应有肝性脑病和肝功能减退。对下述患者不宜应用:年龄＞70 岁、肺动脉高压或合并心功能不全、器质性神兵引起肾衰竭、肝恶性肿瘤、Child Pugh 评分＞11 分。

(五)肝移植

顽固性腹水应在出现自发性细菌性腹膜炎和肝性脑病之前做肝移植。

四、规范化沟通

(1)本病是肝硬化失代偿期的一个并发症,当出现门静脉高压时,可出现腹水,该病的预后一般较好,但也有难治性腹水。

(2)根据病史、体格检查及辅助检查,诊断为肝硬化腹水明确。

(3)目前该病的治疗方法除了治疗原发病、消除诱因及限制钠盐的摄入之外,最主要的方法就是口服利尿剂,一般患者反应良好,但应监测电解质,防止出现电解质紊乱。其他的治疗方法还有治疗性放腹水、经颈静脉肝内门体分流术(TIPS)及肝移植,这些方法均是有创治疗,TIPS 最大的并发症是肝性脑病,而肝移植创伤更大,而且术后需长期口服药物抑制排斥反应。

(4)根据现在的病情,第一次出现肝硬化腹水,经过限制钠盐饮食控制后,腹水消退的不明显,需加用口服利尿剂控制腹水,需进一步留 24 小时尿,测

24 小时尿钠尿钾,以及尿钠/尿钾比值来预测对利尿剂的反应。应用利尿剂最大的不良反应就是出现电解质紊乱,如低钾血症,故需经常监测电解质,一旦出现电解质紊乱,需及时调整利尿剂。

(5)转归:该病的转归取决于肝功能的状态,如肝功能好,能够很好地控制者,对利尿剂反应良好,预计口服利尿剂效果较好,恢复快,如已存在肝衰竭,且对利尿剂反应差,则治疗效果欠佳,肝移植能够彻底治愈。

(6)出院后注意低盐饮食,继续口服利尿剂,一周后复查电解质及腹部彩超,注意携带出院小结。

五、护理与康复

(一)病情观察

准确记录患者 24 小时出入量,测体重、腹围。严密观察患者精神、神志及生命体征的变化,注意有无性格及行为的异常表现,患者双手是否有扑翼样震颤,呼吸是否带有烂苹果味,及早发现肝性脑病的先兆,预防肝性脑病的发生。

(二)饮食护理

给予高热量、高维生素、高蛋白、低脂饮食,禁饮酒,勿暴饮暴食,合并有腹水的患者一定要限制钠、水的摄入,进水量控制在 1 000 mL/d,有肝性脑病先兆患者应禁食高蛋白饮食,以减少肠道中氨的产生。避免进食粗粮,忌食辛、辣、生、冷等刺激性食物,以免引起胃底食管静脉曲张破裂而诱发消化道大出血。

(三)休息与活动

肝硬化代偿期患者一般可参加轻体力活动,但应注意劳逸结合。肝硬化失代偿期患者应绝对卧床休息,以减轻肝脏负担,利于肝细胞的修复与再生。

(四)用药护理

遵医嘱用药,并观察药物的疗效及不良反应。长期服用螺内酯可引起乳房发育。利尿速度不宜过快,每天减重不宜超过 0.5 kg。

(五)基础护理

保持患者个人清洁卫生,必要时进行口腔护理和会阴护理,预防感染。注意饮食卫生,保持大便通畅,尽量减少粪便在肠道停留的时间。

(六)腹水的护理

(1)休息与体位:注意休息,大量腹水时取半卧位。

（2）饮食指导：按病情给予低盐或无盐饮食，限制水的摄入，每天液体量入量不超过 1 000 mL。

（3）皮肤护理：保持床铺干净整洁，受压部位经常按摩和热敷。

（4）观察患者腹水消退情况，测量腹围，体重。注意观察有无呼吸困难和心悸，准确记录出入量。

（5）腹腔穿刺患者放腹水时，一定要测量患者的体重腹围，术中及术后应严密监测生命体征的变化，记录抽出腹水的量、性质和颜色，并随时观察穿刺部位有无渗出液。

（七）健康指导

1.疾病知识指导

护士应帮助患者及家属掌握本病的有关知识，预防并发症的发生，帮助患者树立战胜疾病的信心和勇气，注意饮食调理，预防感染。

2.休息与活动指导

适当活动，劳逸结合，保持睡眠充足，生活规律。

3.皮肤护理指导

注意卫生，皮肤瘙痒者避免搔抓或使用刺激性皂类，可用温水清洗。

4.用药指导

遵医嘱按时服药，注意观察药物不良反应，定期门诊随访。

（八）家庭护理

1.饮食指导

给予高热量、高维生素、高蛋白、低脂饮食，禁饮酒，勿暴饮暴食。

2.休息指导

适当活动，劳逸结合，保持睡眠充足，生活规律。

3.心理指导

讲解本病有关知识，帮助患者树立战胜疾病的信心和勇气。

4.用药指导

遵医嘱按时服药，注意观察药物不良反应。

5.随诊

按医嘱定期复查。

第四节　胆总管结石

一、概述

胆总管结石是消化系统常见疾病,常合并急性梗阻性化脓性胆管炎、急性胰腺炎,是消化科急危重症,以往胆总管结石需外科手术治疗,患者创伤大、恢复慢、费用高,随着内镜技术的不断发展,ERCP 术成为胆总管结石的首选治疗方法。

二、诊断

(一)症状

典型的症状为上腹痛、寒战、高热和黄疸(Charcot 三联征),严重者还可有休克、意识障碍等中枢神经受抑制的表现(Reynolds 五联征)。部分患者仅表现为上腹痛,少数患者始终没有明显症状。

(二)体征

发作时可皮肤巩膜黄染,右上腹压痛、反跳痛或肌紧张,肝区叩痛,有时Murphy 征阳性,在发作间期可能没有明显的体征。

(三)辅助检查

1.血常规

发作期可有白细胞数和中性粒细胞比例的升高。

2.肝功能

胆红素、碱性磷酸酶、γ-谷氨酰转肽酶及血清转氨酶可有不同程度的升高,胆红素升高以直接胆红素升高为主。

3.肾功能

重症胆管炎患者可有电解质紊乱、肌酐升高等。

4.血凝

重症胆管炎患者可有凝血酶原时间延长。

5.其他

CRP、血淀粉酶、脂肪酶、乳酸、血气分析等评估疾病严重程度。

6.腹部彩超

可显示肝内外胆管及胆囊的病变情况,是 ERCP 前不可缺少的一线影像诊断手段,但经腹壁超声检查往往不能清晰地显示胆总管下段情况,需接受其他影像检查。

7.腹部 CT

诊断胆总管结石的特异性为 84%~100%,敏感性 65%~93%,可作为二线的影像诊断手段,同时可进一步了解肝胆胰及其周围脏器情况。

8.MRCP

更直观清晰地显示胆、胰管的病变,对 ERCP 前判断病情、掌握适应证与禁忌证具有较高的参考价值。

9.超声内镜

对胆管内微小结石诊断准确率较高,且相对安全,适合于尚未明确诊断的患者。

10.ERCP

诊断胆总管结石的特异性为 87%~100%,敏感性 79%~100%,但具有一定的创伤性和风险,且费用高,原则上不建议实施单纯诊断性 ERCP。

三、治疗

(一)对症治疗

腹痛患者给予山莨菪碱、间苯三酚、曲马朵等对症止痛。

(二)抗菌治疗

合并胆管炎患者应给予抗感染治疗,选用在胆汁中浓度高、毒性低的抗生素,兼顾厌氧菌的抗生素治疗,一般为头孢哌酮舒巴坦(舒普深)3.0 g 静脉滴注,每 12 小时 1 次,或头孢哌酮他唑巴坦 2.0 g 静脉滴注,每 12 小时 1 次,联合奥硝唑 0.5 g 静脉滴注,每 12 小时 1 次。

(三)ERCP 取石术

ERCP 取石术是目前公认的治疗胆总管结石的首选方法。

(1)急性梗阻性化脓性胆管炎,需急诊行 ERCP 取石术或鼻胆引流术,后者需在病情稳定后择期再行 ERCP 取石术。

(2)如择期手术,应用抗血小板药物患者在病情允许情况下应停服 5~7 天。

(3)ERCP 乳头括约肌切开取石术:能一次将结石取净者,如患者情况允许,应尽可能一次完成,如结石数量过多或患者情况不允许长时间操作,可分次进行,但一定要放置鼻胆引流管或塑料内支架,以保持胆汁的引流。大结石(直径大于 15 mm 者)需先行机械碎石后再将结石及碎石取出;后期需行腹腔镜胆囊切除术者,需预先放置鼻胆引流管。

(4)其他:支持治疗,保持水电酸碱平衡。

四、规范化沟通

(1)胆总管结石是消化系统常见疾病,该病治疗效果及预后好,ERCP 术是胆总管结石的首选治疗方法。

(2)根据症状、体征,结合腹部 CT 及 MRCP 检查所示,诊断胆总管结石明确。该病外科手术治疗,患者创伤大、恢复慢、费用高,ERCP 取石术为微创介入治疗,创伤小,费用低。根据目前病情评估,告知患者或其家属,是否合并急性胆管炎或急性胆源性胰腺炎,选择合理的治疗方案,取得知情同意。

(3)告知患者或其家属发病病因,合并急性梗阻性化脓性胆管炎需急诊行 ERCP 鼻胆引流术,病情平稳者可耐受者行取石术,手术费用为 15 000~20 000 元。

(4)告知患者及其家属 ERCP 取石术的风险及可能出现的并发症,如出血、穿孔、感染、ERCP 术后胰腺炎、心脑血管意外等,应对的措施:如术中监护、备齐抢救药物、止血药物、术后密切观察、预防性抗感染治疗、检测胰腺炎三项等;出现并发症及时检查及处理。取得理解及知情同意。

(5)转归:胆总管结石治疗效果及预后好,但有复发可能,院外可口服利胆溶石药物治疗。

(6)出院后每半年复查血常规、肝肾功能、腹部彩超;复查时带齐住院期间影像学资料及出院小结。

五、护理与康复

(一)病情观察

轻度疼痛可通过控制饮食、休息、肛门排气等治疗而缓解症状,重度疼痛患者应遵医嘱给予药物止痛,注意观察药物作用。观察生命体征,及黄疸消退程度。

(二)饮食护理

给予低脂、高蛋白、高碳水化合物、高维生素的半流质饮食或普通饮食。忌食油炸食物,动物脂肪及内脏,慎食蛋黄、带鱼、甲壳类动物,忌烟酒,辛辣刺激性食物。禁食或进食不足者,通过肠外营养途径给予补充。

(三)休息与活动

注意休息,避免劳累,保证充足的睡眠。

(四)用药护理

遵医嘱给予抗感染及利胆治疗,给予解痉止痛药物治疗。

(五)疼痛护理

观察疼痛的部位、性质、发作时间、诱因及缓解因素,评估疼痛的程度;对诊断明确且疼痛剧烈者,遵医嘱给予消炎利胆、解痉镇痛药物;禁用吗啡,以免造成Oddi括约肌痉挛。

(六)发热护理

根据情况采用物理降温或药物降温,遵医嘱应用足量有效的抗生素。

(七)皮肤护理

黄疸患者由于胆盐刺激可引起皮肤瘙痒,指导患者修剪指甲,不可抓挠皮肤;保持皮肤清洁,用温水擦浴,穿棉质衣裤;瘙痒剧烈者,外用炉甘石洗剂止痒。

(八)心理护理

鼓励患者增加信心,缓解焦虑情绪,战胜疾病。

(九)健康指导

指导患者适当体育锻炼,增强身体抵抗力。保持充足睡眠和乐观情绪。嘱患者低脂饮食,多吃蔬菜水果。如有腹胀腹痛、发热及时就诊。出院后每半年复查1次,复查时带齐相关资料。

(十)家庭护理

1.饮食指导

少食油炸食物,动物脂肪及内脏,慎食蛋黄、带鱼、甲壳类动物,忌烟酒,辛辣刺激性食物,多饮水,饮食要有规律,注意饮食卫生。

2.运动指导

适当体育锻炼,增强身体抵抗力。

3.随诊

如有腹胀腹痛、发热、眼黄、尿黄等症状及时就诊。

第五节 溃疡性结肠炎

一、概述

炎症性肠病(inflammatory bowel disease,IBD)是一种病因尚不十分清楚的慢性非特异性肠道炎症性疾病,包括溃疡性结肠炎(ulcerative colitis,UC)和克罗恩病(Crohn disease,CD)。IBD是北美和欧洲的常见病,近30年日本发病率呈逐步升高趋势,我国虽无普通人群流行病学资料,但近十几年来本病就诊人数增加趋势十分明显,IBD在我国已经成为消化系统常见病。本节主要介绍UC。

二、诊断

(一)症状

临床表现为持续或反复发作的腹泻、黏液脓血便伴腹痛、里急后重和不同程度的全身症状,病程多在4周以上。可有皮肤、黏膜、关节、眼和肝胆等肠外表现。黏液血便是UC的最常见症状。超过6周的腹泻病程可与多数感染性肠炎鉴别。

临床类型:分为初发型和慢性复发型。初发型指无既往病史而首次发作,此型在鉴别诊断中要特别注意,亦涉及缓解后如何进行维持治疗的考虑。慢性复发型指临床缓解期再次出现症状,临床最常见。

病变范围:采用蒙特利尔分类(表4-2)。该分型特别有助癌变危险度的估计及监测策略的制订,亦有助治疗方案选择。

表 4-2 溃疡性结肠炎病变范围的蒙特利尔分类

分类	分布	结肠镜下所见炎性病变累及的最大范围
E1	直肠	局限于直肠,未达乙状结肠
E2	左半结肠	累及左半结肠(脾曲以远)
E3	广泛结肠	广泛病变累及脾曲已近乃至全结肠

疾病活动性的严重程度:UC病情分为活动期和缓解期,活动期的疾病按严重程度分为轻、中、重度。改良的Truelove和Witts严重程度分型标准(表4-3)易于掌握,临床上实用。改良Mayo评分更多用于临床和研究的疗效评估。

表 4-3 改良 Truelove 和 Witts 疾病严重程度

严重程度分型[a]	排便(次/天)	便血	脉搏(次/分)	体温(℃)	血红蛋白	血细胞沉降率(mm/1 h)
轻度	<4	轻或无	正常	正常	正常	<20
重度	≥6	重	>90	>37.8	<75%正常值	>30

注:[a]中度为介于轻、重度之间

(二)体征

轻、中度患者仅有左下腹轻压痛,有时可触及痉挛的降结肠或乙状结肠。重度患者常有明显压痛甚至肠型。若出现腹肌紧张、反跳痛、肠鸣音减弱等体征,要注意中毒性巨结肠、肠穿孔等并发症。

(三)辅助检查

1.结肠镜检查并活组织检查

结肠镜检查并活组织检查是 UC 诊断的主要依据。结肠镜下 UC 病变多从直肠开始,呈连续性、弥漫性分布,表现如下。

(1)黏膜血管纹理模糊、紊乱或消失,黏膜充血、水肿、质脆、自发或接触出血和脓性分泌物附着,亦常见黏膜粗糙、呈细颗粒状。

(2)病变明显处可见弥漫性、多发性糜烂或溃疡。

(3)可见结肠袋变浅、变钝或消失以及假息肉、桥黏膜等。

内镜下黏膜染色技术能提高内镜对黏膜病变的识别能力,结合放大内镜技术,通过对黏膜微细结构的观察和病变特征的判别,有助 UC 诊断。

2.黏膜活检组织学检查

黏膜活检组织学检查建议多段多点活检。组织学可见以下主要改变。

(1)活动期:①固有膜内弥漫性急慢性炎性细胞浸润,包括中性粒细胞、淋巴细胞、浆细胞和嗜酸性粒细胞等,尤其是上皮细胞间中性粒细胞浸润及隐窝炎,乃至形成隐窝脓肿。②隐窝结构改变:隐窝大小、形态不规则,排列紊乱,杯状细胞减少等。③可见黏膜表面糜烂,浅溃疡形成和肉芽组织增生。

(2)缓解期:①黏膜糜烂或溃疡愈合。②固有膜内中性粒细胞浸润减少或消失,慢性炎性细胞浸润减少。③隐窝结构改变:隐窝结构改变可加重,如隐窝减少、萎缩,可见潘氏细胞化生(结肠脾曲以远)。

3.其他检查

钡剂灌肠检查。无条件行结肠镜检查的单位可行钡剂灌肠检查。检查所见的主要改变如下。

(1)黏膜粗乱和/或颗粒样改变。

(2)肠管边缘呈锯齿状或毛刺样,肠壁有多发性小充盈缺损。

(3)肠管短缩,袋囊消失呈铅管样。

结肠镜检查遇肠腔狭窄镜端无法通过时,可应用钡剂灌肠检查、CT 或 MRI 结肠显像显示结肠镜检查未及部位。

三、治疗

(一)治疗目标

诱导并维持临床缓解及黏膜愈合,防治并发症,改善患者生存质量。

(二)活动期的治疗

治疗方案的选择建立在对病情进行全面评估的基础上。主要根据病情活动性的严重程度和病变累及的范围制订治疗方案。治疗过程中应根据对治疗的反应及对药物的耐受情况随时调整治疗方案。决定治疗方案前应向患者详细解释方案的效益与风险,在与患者充分交流并取得合作之后实施。

1.轻度 UC

(1)氨基水杨酸制剂:是治疗轻度 UC 的主要药物。包括传统的柳氮磺胺吡啶(SASP)和其他各种不同类型 5-氨基水杨酸(5-aminosalicylic acid,5-ASA),美沙拉秦控释片(莎尔福)1 g、4 次/日口服。SASP 疗效与其他 5-ASA 制剂相似,但不良反应远较这些 5-ASA 制剂多见,用法 1～1.5 g,每 6 小时 1 次口服。

(2)对氨基水杨酸制剂治疗无效者,特别是病变较广泛者,可改用口服全身作用激素。

2.中度 UC

(1)氨基水杨酸制剂:仍是主要药物,用法同前。

(2)激素:足量氨基水杨酸类制剂治疗(一般 2～4 周),症状控制不佳者尤其是病变较广泛者,应及时改用激素。按泼尼松 0.75～1 mg/(kg·d)(其他类型全身作用激素的剂量按相当于上述泼尼松剂量折算)给药。达到症状缓解后开始逐渐缓慢减量至停药,注意快速减量会导致早期复发。

(3)硫嘌呤类药物:包括硫唑嘌呤(azathioprine,AZA)和 6-巯基嘌呤(6-mer-captopurine,6-MP)。适用于激素无效或依赖患者。AZA 推荐的目标剂量为 1.5～2.5 mg/(kg·d),临床上 UC 的治疗时常会将氨基水杨酸制剂与硫嘌呤类药物合用,但氨基水杨酸制剂会增加硫嘌呤类药物骨髓抑制的不良反应,应特别注意。

(4)英夫利昔(infliximab,IFX):当激素及上述免疫抑制剂治疗无效或激素依赖或不能耐受上述药物治疗时,可考虑 IFX 治疗,用法为 5～10 mg/kg,0、2、6 周静脉滴注,以后每 8 周 1 次维持治疗。

远段结肠炎的治疗:对病变局限在直肠或直肠乙状结肠者,强调局部用药(病变局限在直肠用栓剂、局限在直肠乙状结肠用灌肠剂),口服与局部用药联合应用疗效更佳。轻度远段结肠炎可视情况单独局部用药或口服与局部联合用药;中度远段结肠炎应口服与局部联合用药;对病变广泛者口服与局部用药联合应用也可提高疗效。局部用药有美沙拉秦栓剂每次 0.5～1 g,1～2 次/天;美沙拉秦灌肠剂每次 1～2 g,1～2 次/天。激素如氢化可的松琥珀酸钠盐每晚 100～200 mg;布地奈德泡沫剂每次 2 mg,1～2 次/天,适用于病变局限在直肠者,该药激素的全身不良反应少。

3.重度 UC

病情重、发展快,处理不当会危及生命。应收入院,予积极治疗。

(1)一般治疗:①补液、补充电解质,防治水电解质、酸碱平衡紊乱,特别是注意补钾。便血多、血红蛋白过低者适当输红细胞。病情严重者暂禁食,予胃肠外营养。②粪便培养排除肠道细菌感染。检查是否合并艰难梭菌及 CMV 感染。如有则做相应处理。③注意忌用止泻剂、抗胆碱能药物、阿片制剂、NSAID 等,以避免诱发结肠扩张;④对中毒症状明显者可考虑静脉用广谱抗菌药物。

(2)静脉用激素:为首选治疗。甲泼尼龙 40～60 mg/d 或氢化可的松 300～400 mg/d,剂量再大不会增加疗效,但剂量不足亦会降低疗效。

(3)需要转换治疗的判断及转换治疗方案的选择。

需要转换治疗的判断:静脉用足量激素治疗大约 5 天仍然无效,应转换治疗方案。所谓"无效"除看排便频率和血便量外,宜参考全身状况、腹部体检及血清炎性反应指标进行判断。判断的时间点定为"约 5 天"是欧洲克罗恩病和结肠炎组织和亚太共识的推荐,亦宜视病情严重程度和恶化倾向,适当提早(如 3 天)或延迟(如 7 天)。但应牢记,不恰当的拖延势必大大增加手术风险。

转换治疗方案的选择:两大选择,一是转换药物的所谓"拯救"治疗,依然无效才手术治疗,二是立即手术治疗。①环孢素(CsA):2～4 mg/(kg·d)静脉滴注。该药起效快,短期有效率可达 60%～80%,可有效减少急诊手术率。使用期间需定期监测血药浓度,严密监测不良反应。有效者,待症状缓解改为口服继续使用一段时间(不应超过 6 个月),逐渐过渡到硫嘌呤类药物维持治疗;4～

7 天治疗无效者,应及时转手术治疗。研究显示以往服用过硫嘌呤类药物者对 CsA 短期及长期疗效显著差于未使用过硫嘌呤类药物者。②IFX:近年国外有一项安慰剂对照对照研究提示 IFX 作为"拯救"治疗有效。③立即手术治疗:在转换治疗前应与外科医师和患者密切沟通,以权衡先予"拯救"治疗与立即手术治疗的利弊,视具体情况决定。对中毒性巨结肠者一般宜早期手术。

(三)缓解期的维持治疗

1.需要维持治疗的对象

除轻度初发病例、很少复发且复发时为轻度而易于控制者外,均应接受维持治疗。

2.维持治疗的药物

激素不能作为维持治疗药物,维持治疗药物选择视诱导缓解时用药情况而定。

(1)氨基水杨酸制剂:由氨基水杨酸制剂或激素诱导缓解后以氨基水杨酸制剂维持,用原诱导缓解剂量的全量或半量,如用 SASP 维持,剂量一般为 $2\sim3$ g/d,并应补充叶酸。远段结肠炎以美沙拉秦局部用药为主(直肠炎用栓剂每晚 1 次;直肠乙状结肠炎灌肠剂隔天至数天 1 次),加上口服氨基水杨酸制剂更好。

(2)硫嘌呤类药物:用于激素依赖者、氨基水杨酸制剂不耐受者。剂量与诱导缓解时相同。

(3)IFX:以 IFX 诱导缓解后继续 IFX 维持。

3.维持治疗的疗程

氨基水杨酸制剂维持治疗的疗程为 $3\sim5$ 年或更长。对硫嘌呤类药物及 IFX 维持治疗的疗程未有共识,视患者具体情况而定。

(四)外科手术治疗

1.绝对指征

大出血、穿孔、癌变及高度疑为癌变。

2.相对指征

(1)积极内科治疗无效的重度 UC,合并中毒性巨结肠内科治疗无效者宜更早行外科干预。

(2)内科治疗疗效不佳和/或药物不良反应已严重影响生存质量者,可考虑外科手术。

(五)癌变监测

1.监测的时间

起病8～10年的所有UC患者均应行1次肠镜检查,以确定当前病变的范围。如为E3型,则从此隔年肠镜复查,达20年后每年肠镜复查;如为E2型,则从起病15年开始隔年肠镜复查;如为E1型,无须肠镜监测。合并原发性硬化性胆管炎者,从该诊断确立开始每年肠镜复查。

2.肠黏膜活检

多部位、多块活检以及怀疑病变部位取活检。色素内镜有助识别病变指导活检。放大内镜、共聚焦内镜等可进一步提高活检的针对性和准确性。

3.病变的处理

癌变、平坦黏膜上的重度异型增生应行全结肠切除;平坦黏膜上的低度异型增生可行全结肠切除,或3～6个月后随访,如仍为同样改变亦应行全结肠切除。隆起型肿块上发现异型增生而不伴有周围平坦黏膜上的异型增生,可予内镜下肿块摘除,之后密切随访,如无法行内镜下摘除则行全结肠切除。

四、规范化沟通

(1)告知患者炎症性肠病是一种病因尚不十分清楚的慢性非特异性肠道炎症性疾病,包括溃疡性结肠炎和克罗恩病。是北美和欧洲的常见病,我国近十几年来本病就诊人数增加趋势十分明显,已经成为我国消化系统常见病。本病可以发生于任何年龄。多见于20～40岁,男女差异不大。对于活动期患者,告知其充分休息,调节好心情,避免过度紧张,按医嘱服药。对于缓解期患者,告知其本病呈慢性过程,容易反复发作,缓解期仍要服药、按时复查、随访。

(2)告知患者目前的诊断、严重程度,急性暴发型、有并发症的、年龄超过60岁的预后不良。

(3)应该严格按照评估的病情严重程度用药。为评估病情,需要完善血常规、生化、红细胞沉降率、肿瘤标志物、结肠镜检查。

(4)治疗期间应用柳氮磺胺吡啶过程中,可能会出现不良反应恶心、呕吐、食欲缺乏、头痛、皮疹、粒细胞减少、自身免疫性溶血等,需要检测血常规。美沙拉秦降低了上述不良反应,缺点是价格昂贵;应用糖皮质激素、免疫抑制剂及英夫利西单抗前应充分评估有无结核、肝炎及全身感染情况,应用过程中应密切监测感染的并发症,长期应用糖皮质激素可能出现骨质疏松、满月脸等不良反应,要注意补充钙剂。

(5)转归:该病是一种慢性疾病,经正规治疗能够维持疾病缓解、症状稳定,但易反复发作,应长期正规药物治疗,定期随诊。

(6)出院后的注意事项:充分休息、调节好心情、避免心理压力过大,饮食上注意富营养、易消化的少渣饮食、注意饮食卫生、避免感染,戒酒。复查时带来以往的结肠镜等资料,病程 8 年以上的患者需定期复查结肠镜,每 2 年 1 次,必要时酌情取检病理,复诊时要携带以往的肠镜及病理结果和病历资料。

五、护理与康复

(一)病情观察

严密观察腹痛的特点及生命体征变化,如腹痛性质变化,应注意是否合并大出血,肠梗阻,肠穿孔等并发症,观察每天排便的次数,粪便的量,性状,监测血红蛋白及电解质的变化,并做好记录。

(二)饮食护理

食用易消化、少纤维素又富含营养的食物。注意饮食卫生,戒酒。一般为:高热量、高蛋白、少渣饮食,以利于吸收,减轻对肠道黏膜的刺激。急性发作期应进流食或半流食,禁食冷饮、水果。病情严重者应禁食,遵医嘱采用静脉补液治疗。

(三)休息与活动

轻症者可适当活动,注意休息,避免劳累;重症者应卧床休息,保证睡眠以减少肠蠕动,减轻腹痛腹泻症状。

(四)用药护理

根据医嘱用药,以减轻炎症,缓解腹痛,注意药物的作用及不良反应。

(五)腹泻护理

注意腹部保暖,卧床休息,以减弱肠道运动,减少排便次数,排便后用温水清洗肛周,保持干燥。

(六)心理护理

鼓励患者自觉配合治疗,明确精神因素可成为溃疡性结肠炎的诱发和加重因素,使患者以平和的心态面对疾病,缓解焦虑紧张的心理。

(七)健康指导

1.疾病知识指导

告知患者本病呈慢性过程,容易反复发作,指导患者正确对待疾病,保持稳定的情绪,树立战胜疾病的信心,坚持配合治疗,注意劳逸结合,合理选择饮食。

2.用药指导

不随意更换或停药,出现异常情况及时就诊。缓解期仍要服药。

(八)家庭护理

(1)复查时间:遵医嘱按时复查。

(2)饮食护理:注意饮食卫生和规律,避免辛辣刺激性食物,适量饮酒,避免酗酒。

(3)休息与活动:平时注意锻炼身体,适当运动,避免劳累,保证充足睡眠。

(4)用药指导:按医嘱服药,不能随意更换或停药。病程8年以上的患者需定期复查结肠镜,每2年1次。

第五章

肾内科护理

第一节　急性肾小球肾炎

急性肾小球肾炎（acute glomerulonephritis，AGN）简称急性肾炎，是一组起病急，以血尿、蛋白尿、水肿和高血压为特征的肾脏疾病，可伴有一过性肾损害。本病多见于链球菌感染后。

一、临床表现

急性肾小球肾炎在链球菌感染后常有 1～3 周的潜伏期，起病急，临床表现的严重程度不一，伴有血尿、蛋白尿，可有管型尿（红细胞管型、颗粒管型等），常有高血压及水、钠潴留症状，有时有短暂的氮质血症，患者常有疲乏、厌食、恶心、呕吐、嗜睡、头晕、视物模糊及腰部钝痛等全身表现。轻者可仅有镜下血尿及血清补体 C_3 异常；重者不仅有急性肾炎综合征的表现，并常可并发急性肾衰竭、急性心力衰竭和高血压脑病等。急性肾小球肾炎大多预后良好，常可在数月内临床自愈（表 5-1）。

表 5-1　急性肾小球肾炎典型表现

临床表现	特点
尿异常	血尿、蛋白尿、尿量减少
水肿	晨起眼睑、颜面部水肿，呈特殊的肾炎面容
尿异常	血尿、蛋白尿、尿量减少
高血压	多为轻度或中度高血压，少数患者可出现严重高血压脑病
少尿	尿量少于 500 mL/d
肾功能损伤	常有一过性氮质血症，少数预后不佳
严重的并发症	心力衰竭、高血压脑病、急性肾衰竭

(一)尿异常

1.血尿

血尿常为起病的首发症状,患者几乎均有血尿,为肾小球源性,约40%呈肉眼血尿,数天至2周转为镜下血尿。镜下血尿持续时间较长,常3~6个月或更久。

2.蛋白尿

几乎全部患者尿蛋白阳性,多为轻中度,少数患者尿蛋白可超过3.5 g/d,达到肾病综合征水平。蛋白尿多在几周内消失,很少延至半年以上。

3.尿量减少

多数患者起病时尿量减少,常降至400~700 mL/d,1~2周逐渐增多,发展至少尿、无尿者不多见。

(二)水肿

70%~90%的患者发生水肿,常表现为晨起眼睑、颜面部的水肿,呈特殊的肾炎面容。水肿多为轻中度,少数患者可在数天内转为重度水肿。

(三)高血压

高血压见于80%左右的患者,多为轻度或中度高血压,常于利尿消肿后恢复正常。高血压的原因也主要与水、钠潴留,血容量扩张有关。少数患者可出现严重高血压,甚至高血压脑病,持续高血压亦可加重肾功能损害,应予以及早治疗。

(四)少尿

大部分患者起病时尿量少于500 mL/d。可有少尿引起氮质血症,2周后尿量渐增,肾功能恢复。

(五)肾功能损伤

肾功能损伤者常有一过性氮质血症,血肌酐及尿素氮轻度升高,常于2周后,随尿量增加而恢复到正常水平。少数老年患者虽经利尿后肾功能仍不能恢复,预后不佳。

(六)重症患者在急性期可发生较严重的并发症

1.心力衰竭

心力衰竭以老年患者多见。多在起病后2周内发生,主要与水、钠潴留引起的血容量增加有关。

2.高血压脑病

高血压脑病常发生于急性肾炎起病后1~2周,表现为剧烈头痛、频繁呕吐、视物模糊、嗜睡,严重者出现惊厥及昏迷。

3.急性肾衰竭

急性肾衰竭主要与肾小球滤过率下降、尿量减少有关,表现为少尿或无尿,血尿素氮,肌酐升高及水、电解质、酸碱平衡的紊乱等。

二、辅助检查

(一)尿液检查

尿液检查可见血尿,为变形红细胞尿。95%以上的患者伴有蛋白尿,多为轻中度蛋白尿,尿蛋白量少于 3 g/d,少数患者尿蛋白可超过 3.5 g/d。尿沉渣中可见红细胞管型、透明管型和颗粒管型,偶可见白细胞管型,还可见上皮细胞和白细胞。尿纤维蛋白降解产物常增高。

(二)血液检查

因血容量扩大,血液稀释,红细胞计数及血红蛋白可稍低,血清蛋白也可轻度下降,少尿者常有高钾血症。血沉常增快,为 30~60 mm/h(魏氏法)。在疾病最初的 2 周内,补体 C_3 水平降低,8 周内逐渐恢复正常,是急性肾小球肾炎的重要特征。70%~80%的患者血清抗链球菌溶血素"O"滴度增高。

(三)双肾 B 超检查

肾皮质回声增强,外形轮廓可无改变,肾体积稍有增大。

(四)肾穿活检

典型病例一般不需肾活检,但当有急进性肾炎的可能时,或起病后 2~3 个月仍有高血压、持续性低补体血症或伴有肾功能损害者,应进行活检,以便明确诊断和治疗。光镜下大多数呈急性增殖性、弥漫性病变,肾小球内皮细胞增生、肿胀,系膜细胞增生,致使毛细血管腔狭窄,甚至闭塞。肾小球系膜、毛细血管及囊腔均有明显的中性粒细胞及单核细胞浸润,严重时毛细血管内发生凝血现象。电镜下可见到肾小球基膜的上皮细胞有驼峰状沉积物,有时也见到微小的内皮下沉积物。免疫荧光镜检:沉积物内含免疫球蛋白,主要是 IgG 和 C_3。亦有少数呈肾小球系膜细胞及基质增生。

三、治疗

(一)治疗原则

急性肾小球肾炎为自限性疾病,基本上是对症治疗。密切观察病情,出现异常及时报告医师。治疗以对症治疗、卧床休息为主,积极控制感染和预防并发症,急性肾衰竭患者予短期透析。

治疗的重点:注意休息,预防和治疗水、钠潴留,控制循环血量,遵医嘱利尿、降血压,从而减轻症状(水肿、高血压)。预防肾衰竭等致死性并发症,如心力衰竭、高血压脑病、急性肾衰竭及防治各种加重肾脏病变的因素,如抗感染治疗。少尿性急性肾衰竭及严重水、钠潴留引起左心衰竭者应透析治疗。

(二)药物治疗

1.利尿剂的应用

利尿剂可增加尿钠排出,减少体内水、钠潴留,减轻水肿。常噻嗪类利尿剂和保钾利尿剂合用,氢氯噻嗪 25 mg,每天 3 次,氨苯蝶啶 50 mg,每天 3 次,两者合用可提高利尿效果,并减少低钾血症的发生;襻利尿剂常用呋塞米,20～120 mg/d,口服或静脉注射。

2.无肾毒性抗生素

青霉素、头孢菌素。

3.降压药

首选对肾脏保护作用的降压药,常用血管紧张素转换酶抑制剂(ACEI)(如卡托普利、贝那普利)和血管紧张素Ⅱ受体阻滞剂(ARB)(如氯沙坦),两药降压同时,还可减轻肾小球高滤过、高灌注、高压力状态。

四、护理诊断

(1)体液过多:与肾小球滤过率下降导致水、钠潴留有关。

(2)有皮肤完整性受损的危险:与皮肤水肿有关。

五、护理评估

(一)一般评估

1.生命体征(T、P、R、Bp)

感染未控制时可有发热;水、钠潴留致血容量增加可有血压升高,心率、呼吸加快。

2.患者主诉

发病前有无上呼吸道感染或皮肤感染;有无尿量减少、肉眼血尿;水肿发生的部位,有无腹胀等。

3.相关记录

身高、体重、饮食、睡眠及排便情况等。

(二)身体评估

1.视诊

皮肤是否完好,有无感染病灶;水肿的部位及程度等。

2.触诊

(1)测量腹围:观察有无腹水征象。

(2)观察颜面及全身水肿情况:根据每天水肿的部位记录情况与患者尿量情况作动态的综合分析,判断水肿是否减轻,治疗是否有效。

3.叩诊

腹部有无移动性浊音、有无胸腔积液,心界有无扩大。

4.听诊

两肺有无湿啰音和哮鸣音。

(三)心理-社会评估

了解患者对疾病的认识程度,有无因疾病而导致的焦虑、恐惧等不良情绪。评估患者家庭及社会的支持情况。

(四)辅助检查结果评估

1.ASO 测定

ASO 滴度高低与链球菌感染有关,滴度明显升高说明近期有链球菌感染,但早期用青霉素后,滴度可不高。

2.补体测定

血清补体的动态变化是急性链球菌感染后急性肾炎的重要特征,发病初期补体 C_3 明显下降,8 周内渐恢复正常。

(五)主要用药的评估

(1)利尿剂治疗时,尤其注意有无电解质紊乱,有无出现嗜睡、精神萎靡,呕吐、厌食、心音低钝、肌张力低或惊厥等症状。

(2)抗生素应用注意有无肾毒性。

(六)护理效果评估

(1)患者肉眼血尿消失,血压恢复正常,水肿减轻或消退。

(2)患者有效预防高血压脑病及严重循环充血,活动耐力增加。

(3)患者掌握预防本病的知识。

六、护理措施

(一)休息与活动

(1)急性期患者应绝对卧床休息,症状比较明显者需卧床休息4～6周,待水肿消退、肉眼血尿消失、血压恢复正常后,方可逐步增加活动量。待病情稳定后可从事一些轻体力活动,但2年内应避免重体力活动和劳累。

(2)提供安静舒适的睡眠环境,有助于入睡。

(二)病情观察

观察水肿的部位、特点、程度及消长情况,定期测量胸围、腹围、体重的变化,有利于治疗效果评估及判断有无胸腔积液、腹水的出现等,或作为调整输入量和速度、饮水量及利尿剂用量的依据。记录24小时出入量,监测尿量变化,监测生命体征,尤其是血压。观察有无心力衰竭、高血压脑病的表现,密切监测实验室检查结果。

(三)饮食护理

急性期应严格限制钠的摄入,以减轻水肿和心脏负担;水肿重且尿少者,应控制入量。一般每天盐的摄入量应低于3 g。病情好转,水肿消退,血压下降后,可由低盐饮食逐渐转为正常饮食。尿量明显减少者还应注意控制水和钾的摄入。另外,还应根据肾功能调节蛋白质的摄入量,维持1 g/(kg·d),过多的蛋白摄入会加重肾脏负担,同时注意给予足够的热量和维生素。

(四)皮肤护理

水肿较重的患者要注意衣着柔软、宽松。长期卧床者,应嘱其经常变换体位,防止发生压疮;年老体弱者,可协助其翻身或用软垫支撑受压部位。水肿患者皮肤非常薄,易发生破损而感染,故需协助患者做好全身皮肤的清洁,清洗时避免过分用力而损伤皮肤。同时,密切观察皮肤有无红肿、破损和化脓等情况发生。

(五)预防感染

(1)注意保暖,不要着凉,尽量少去人多的地方,避免上呼吸道感染。

(2)做好会阴部护理,保持清洁,做好个人卫生,防止泌尿系统和皮肤感染。

(3)保持病房环境清洁,定时开门窗通风换气,定期进行空气、地面消毒,尽量减少病区的探访人次。

(六)用药护理

遵医嘱给予利尿剂,常用噻嗪类利尿剂,必要时可用襻利尿剂。应注意大剂量呋塞米可能引起听力及肾脏的严重损害,还要注意血钾的丢失。积极稳步地控制血压对于增加肾血流量,改善肾功能,预防心、脑合并症非常重要。常用噻嗪类利尿剂,必要时可用钙通道阻滞剂及其他降压药物联合应用。

(七)心理护理

限制儿童的活动可使其产生焦虑、烦躁、抑郁等心理反应,故对儿童及青少年患者,应使其充分理解急性期卧床休息及恢复期限制运动的重要性。在患者卧床休息期间,应尽量多关心、巡视患者,及时询问患者的需要并予以解决。多关心、鼓励患者,消除他们的心理负担。由于急性肾小球肾炎为自限性疾病,总的预后良好。及早诊治可防止严重并发症及持续高血压和/或肾病综合征,避免造成肾功能的损害或进行性恶化。给予患者心理安慰、鼓励,帮助患者树立战胜疾病的信心。

七、健康教育

(一)预防上呼吸道感染

解释本病与感染的关系,加强个人卫生、注意保暖,预防呼吸道等各种感染。

(二)休息和活动

患病期间加强休息,病情稳定后可从事轻体力活动,痊愈后可参加体育活动,增强体质,2年内应避免重体力活动和劳累。

(三)自我监测

指导患者自我监测血压,观察尿量、血尿、蛋白尿等,定时随访。

(四)预防感染

急性肾小球肾炎的发生常与呼吸道感染或皮肤感染有关,且感染还可增加疾病慢性化的发生率。注意休息和保暖,加强个人卫生,预防上呼吸道和皮肤感染。若患感冒、咽炎、扁桃体炎和皮肤感染等,应及时就医。

(五)急需就诊的指标

嘱患者如果出现下列任何一种情况,请速到医院就诊。

(1)尿量减少、血尿。

(2)面部、下肢水肿。

(3)感冒、发热。

第二节 慢性肾小球肾炎

慢性肾小球肾炎(CGN)简称慢性肾炎,是由多种病因引起、呈现多种病理类型的一组慢性进行性肾小球疾病。患者常呈现不同程度的水肿、高血压、蛋白尿及血尿,肾功能常逐渐恶化直至终末期肾衰竭。慢性肾小球肾炎可发生于任何年龄,但以青、中年为主,男性多见。

一、临床表现

慢性肾炎为起病缓慢、病程迁延、临床表现多样、多种病因引起的一组原发性肾小球疾病,不同病理改变有其相应的临床表现。早期患者可有乏力、疲倦、腰部酸痛、食欲差;有的可无明显症状。

(一)基本临床表现

1.蛋白尿

大多数慢性肾炎患者有持续性蛋白尿,尿蛋白量常在 $1\sim3$ g/24 h。有的也可表现为大量蛋白尿,出现肾病综合征的表现。

2.血尿

大多数慢性肾炎患者尿沉渣可见不同程度的肾小球源性血尿,常伴有管型。

3.高血压

大多数慢性肾炎患者多表现为中度以上的血压增高,呈持续性。

4.水肿

大多数慢性肾炎患者多发生在眼睑、面部或下肢踝部。

(二)慢性肾衰竭临床表现

随着病情的发展可逐渐出现夜尿增多、肾功能减退,最后发展为慢性肾衰竭而出现相应的临床表现。

1.早期表现

慢性肾炎早期常表现为无症状性蛋白尿和/或血尿,有时伴管型,也可伴乏力、腰酸、食欲差和间断轻微水肿等。肾小球和/或肾小管功能正常或轻度受损。

2.急性发作表现

慢性肾炎病程中可因呼吸道感染等原因诱发急性发作,表现为感染后 $2\sim$

5 天病情急剧恶化,出现大量蛋白尿和血尿,甚至肉眼血尿,管型增多,水肿、高血压和肾功能损害均加重。适当处理可使病情恢复至原有水平,但部分患者由此进入尿毒症阶段。

二、辅助检查

(一)尿液检查

多数尿蛋白(+)~(+++),尿蛋白定量为 1~3 g/24 h。镜下可见多型红细胞,可有红细胞管型。

(二)血液检查

早期血常规检查多正常或轻度贫血,晚期红细胞计数和血红蛋白计数明显下降。晚期血肌酐和血尿素氮增高,Ccr 明显下降。

(三)肾 B 超检查

晚期双肾缩小,肾皮质变薄。

三、治疗

慢性肾炎的治疗重点应放在保护残存肾功能,延缓肾损害进展上。

(一)一般治疗

1.饮食

低盐(每天食盐<3 g);出现肾功能不全时应限制蛋白质摄入量。

2.休息

肾功能正常的轻症患者可适当参加工作,重症及肾功能不全患者应休息。

(二)对症治疗

1.利尿

轻者合用噻嗪类利尿剂及保钾利尿剂,重者用襻利尿剂。

2.降血压

应将血压严格控制至 17.3/10.7 kPa(130/80 mmHg),能耐受者还能更低,这对尿蛋白>1 g/d者尤为重要。但是,对于老年患者或合并慢性脑卒中的患者,应该个体化地制订降压目标,常只宜降至 18.7/12.0 kPa(140/90 mmHg)。慢性肾炎高血压于治疗之初就常用降压药物联合治疗,往往选用血管紧张素转换酶抑制剂或血管紧张素 AT_1 受体阻滞剂,与二氢吡啶、钙通道阻滞剂和/或利尿药联合治疗,无效时再联合其他降压药物。血清肌酐 > 265 μmol/L

（3 mg/dL）不是禁用血管紧张素转换酶抑制剂或血管紧张素 AT_1 受体阻滞剂的指征，但是必须注意警惕高钾血症发生。

3.延缓肾损害进展的措施

严格控制高血压就是延缓肾损害进展的重要措施，除此之外，还可采用如下治疗。

（1）血管紧张素转换酶抑制剂（ACEI）或血管紧张素 AT_1 受体阻滞剂（ARB）：无高血压时亦可服用，能减少尿蛋白及延缓肾损害进展，宜长期服药。

（2）调血脂药物：以血浆胆固醇增高为主者，应服用羟甲基戊二酰辅酶 A 还原酶抑制剂（他汀类药）；以血清甘油三酯增高为主者，应服用纤维酸类衍生物（贝特类药）治疗。

（3）抗血小板药物：常口服双嘧达莫 300 mg/d，或服阿司匹林 100 mg/d。若无不良反应此两类药可长期服用，但是肾功能不全、血小板功能受损时要慎用。

（4）降低血尿酸药物：肾功能不全致肾小球滤过率＜30 mL/min 时，增加尿酸排泄的药物已不宜使用，只能应用抑制尿酸合成药物（如别嘌呤醇及非布司他），并需根据肾功能情况酌情调节用药剂量。除上述药物治疗外，避免一切可能加重肾损害的因素也极为重要，如不用肾毒性药物（包括西药及中药）、预防感染（一旦发生，应及时选用无肾毒性的抗感染药物治疗）、避免劳累及妊娠等。

4.糖皮质激素及细胞毒性药物

一般不用糖皮质激素及细胞毒性药物，至于尿蛋白较多、肾脏病理显示活动病变（如肾小球细胞增生、小细胞新月体形成及肾间质炎症细胞浸润等）的患者，是否可以酌情考虑应用，需要个体化地慎重决定。慢性肾炎如已进展至慢性肾功能不全，则应按慢性肾功能不全非透析疗法处理；如已进入终末期肾衰竭，则应进行肾脏替代治疗（透析或肾移植）。

四、护理诊断

（1）体液过多：与肾小球滤过功能下降致水、钠潴留有关。

（2）焦虑：与疾病反复发作、预后不良有关。

（3）营养失调，低于机体需要量：与限制蛋白饮食、患者食欲缺乏、低蛋白血症有关。

（4）潜在并发症：慢性肾衰竭。

（5）知识缺乏：缺乏慢性肾小球肾炎相关知识。

五、护理评估

(一)一般评估

1.生命体征(T、P、R、Bp)

大部分患者可有不同程度的高血压。

2.患者主诉

有无尿量减少、泡沫尿、血尿;水肿的发生时间、部位、特点、程度、消长情况;血压是否升高,有无头晕、头痛;有无气促、胸闷、腹胀等腹水,胸腔积液,心包积液的表现;有无发热、咳嗽、皮肤感染、尿路刺激征等。

3.相关记录

身高、体重、饮食、睡眠及排便情况等。

(二)身体评估

1.视诊

面部颜色(贫血);有无水肿(肾炎性水肿多从颜面部开始,肾病性水肿多从下肢开始);皮肤黏膜有无破损;腹部有无膨隆或蛙状腹。

2.触诊

(1)测量腹围:观察有无腹水征象。

(2)颜面、下肢水肿的情况:根据每天水肿的部位记录情况与患者尿量情况作动态的综合分析,判断水肿是否减轻,治疗是否有效。

3.叩诊

肾区有无叩击痛,腹部有无移动性杂音,肺下界移动范围有无变小,心界有无扩大。

4.听诊

两肺有无湿啰音和哮鸣音。

(三)心理-社会评估

了解患者的心理反应状况及社会支持情况,如医疗费用来源是否充足、家庭成员的关心程度等。

(四)辅助检查结果评估

1.尿液检查

有无血尿、蛋白尿,各种管型尿。

2.血液检查

注意有无红细胞和血红蛋白的异常;Scr 和 BUN 升高和 Ccr 下降的程度。

3.B超检查

双侧肾脏是否为对称性缩小、皮质变薄。

4.肾活组织检查

可根据肾小球病变的病理类型,了解治疗效果及预后。

(五)主要用药的评估

1.利尿剂

尤其注意有无电解质紊乱,有无出现嗜睡、精神萎靡,呕吐、厌食、心音低钝、肌张力低或惊厥等症状。

2.降压药

理想的血压控制水平视蛋白尿程度而定,尿蛋白>1 g/d 者,血压最好控制在 16.7/10.0 kPa(125/75 mmHg)以下;尿蛋白<1 g/d 者,血压最好控制在 17.3/10.7 kPa(130/80 mmHg)以下。

3.血小板解聚药

注意有无皮肤黏膜出血情况、血尿等出血征象。

(六)护理效果评估

(1)患者血压控制在良好状态。

(2)患者水肿减轻或消退。

(3)患者皮肤无损伤或感染。

(4)患者认识到饮食治疗的重要性,遵守饮食计划。

六、护理措施

(一)一般护理

1.休息与活动

嘱咐患者加强休息,以延缓肾功能减退。

2.饮食护理

予优质低蛋白、低磷、高热量饮食,每天蛋白质入量控制在 0.6~0.8 g/kg,其中60%以上为动物蛋白质;少尿者应限制水的摄入,每天入量约为前1天24小时的尿量加上 500 mL;明显水肿、高血压者予低盐饮食。

3.皮肤护理

水肿较重的患者要注意衣着柔软、宽松。长期卧床者,应嘱其经常变换体位,防止发生压疮;年老体弱者,可协助其翻身或用软垫支撑受压部位。水肿患者皮肤非常薄,易发生破损而感染,故需协助患者做好全身皮肤的清洁,清洗时避免过分用力而损伤皮肤。同时,密切观察皮肤有无红肿、破损化脓等情况发生。

4.预防感染

注意保暖,不要着凉,尽量少去人多的地方,避免上呼吸道感染。注意个人卫生,做好会阴部护理,保持清洁,防止泌尿系统和皮肤感染。保持病房环境清洁,定时开门窗通风换气,定期进行空气地面消毒,尽量减少病区的探访人次。

5.病情观察

监测患者营养状况,包括观察并记录进食情况,如每天摄取的食物总量、品种,评估膳食中营养成分结构是否合适,总热量是否足够,观察口唇、指甲和皮肤色泽有无苍白;定期监测体重和上臂肌围,有无体重减轻、上臂环围缩小;检测血红蛋白浓度和血清蛋白浓度是否降低,应注意体重指标不适合水肿患者的营养评估。慢性患者的水肿一般不重,但少数患者可出现肾病综合征的表现,注意观察患者的尿量,水肿程度有无加重,或有无胸腔积液、腹水。密切观察血压的变化,血压突然升高或持续高血压可加重肾功能的恶化。监测肾功能,如 Ccr、血肌酐。监测血尿素氮,定期检查尿常规,监测水、电解质、酸碱平衡有无异常。

6.治疗配合

(1)饮食治疗。慢性肾炎患者肾功能减退时应予以优质蛋白饮食,0.6～0.8 g/(kg·d),每天限制在 30～40 g,其中 50％以上为优质蛋白,以减轻肾小球毛细血管高灌注、高压力和高滤过状态。低蛋白饮食时,应适当增加糖类的摄入,以满足机体生理代谢所需要的热量,避免因热量供给不足加重负氮平衡。控制磷的摄入,同时注意补充多种维生素及锌元素,因为锌有刺激食欲的作用。有明显水肿和高血压时需低盐饮食。

(2)积极控制高血压。近来通过研究结果证实,ACEI 作为一线降压药物与钙通道阻滞剂等药物联合应用治疗高血压,对延缓肾功能恶化也有肯定的疗效。ACEI 和 ARB 两类降压药物可以降低尿蛋白,β 受体阻滞剂对肾素依赖性高血压有较好疗效,对防治心血管并发症也有较好疗效。

(二)用药护理

1.利尿药

观察利尿效果,防止低钠、低钾血症及血容量减少等不良反应的发生。

2.降压药

使长期服用降压药者充分认识降压治疗对保护肾功能的作用,嘱其勿擅自改变药物剂量或停药,以确保满意的疗效。卡托普利对肾功能不全者易引起高钾血症,应定时查血压,降压不宜过快或过低,以免影响肾灌注。

3.激素或免疫抑制剂

慢性肾炎伴肾病综合征者常见,应观察药物可能出现的不良反应。

4.抗血小板聚集药

观察有无出血倾向,监测出血、凝血时间等。

(三)心理护理

由于多数患者病程较长,肾功能逐渐恶化,预后差,心理护理就显得尤为重要,特别是对于那些由于疾病而影响了正常工作、学习和生活的患者。

1.一般性的心理支持

心理支持主要通过支持、解释、疏导、鼓励等方法建立良好的社会支持体系,帮助患者树立生活和治疗的信心,保持乐观的心态。

2.放松疗法

放松疗法可结合音乐疗法放松精神、稳定情绪,还可辅助性地起到降血压、增加外周血流量、改善微循环的作用。

3.集体心理治疗

集体心理治疗可将患者集中到一起进行疾病的讲解,鼓励患者之间的探讨,自我病情的介绍和分析,通过交流起到互相鼓励、宣泄不良情绪的作用。

七、健康教育

(一)休息与饮食

制订个体化的活动计划,嘱患者加强休息,避免剧烈运动和过重的体力劳动,以延缓肾功能减退。适当活动,增强抵抗力,预防各种感染。

解释优质低蛋白、低磷、低盐、高热量饮食的重要性,指导患者根据病情选择合适的食物和量。

(二)避免加重肾损害的因素

注意休息和保暖,加强个人卫生,预防各种感染。若患感冒、咽炎、扁桃体炎和皮肤感染等,应及时就医。避免使用对肾功能有害的药物,如氨基糖苷类抗生素、抗真菌药等。

(三)定期门诊随访

慢性肾炎病程长,需定期随访疾病的进展。若病情出现变化,如出现水肿或水肿加重、血压增高、血尿等,应及时就医。

(四)用药指导

按医嘱用药,避免使用肾毒性药物。

(五)病情监测

指导患者或家属学会自我监测血压及观察水肿程度和尿液的变化,定时复诊。

(六)就诊的指标

告诉患者如果出现下列任何一种情况,请速到医院就诊。

(1)恶心、呕吐,头痛、头晕。

(2)面部、腹部、下肢肿胀。

(3)血尿、大量泡沫尿。

第三节　急进性肾小球肾炎

急进性肾小球肾炎(rapidly progressive glomerulonephritis,RPGN),是一组病情发展急骤,由血尿、蛋白尿迅速发展为少尿或无尿直至急性肾衰竭的急性肾炎综合征。急进性肾小球肾炎包括原发性急进性肾小球肾炎、继发于全身性疾病的急进性肾小球肾炎和在原发性肾小球基础上形成广泛新月体。

临床表现为急性肾炎综合征、肾功能急剧恶化、早期出现少尿或无尿的肾小球疾病,病理表现为新月体性肾小球肾炎。此病进展快速,若无有效治疗患者将于几周至几月(一般不超过半年)进入终末期肾衰竭。急进性肾小球肾炎每年的发病率仅在 7% 以下,在我国绝大多数(91.7%)为Ⅱ型,Ⅱ型以儿童多见。Ⅰ型虽较少见,但有逐渐增多趋势,常发生于青年男性和老年女性。Ⅲ型多见于成年人,特别是老年人。

一、临床表现

急进性肾小球肾炎为一少见疾病,约占肾活检病例 2%。好发年龄有青年及中老年两个高峰,如儿童发生 RPGN,多为链球菌感染后肾炎。患者发病前常有上呼吸道感染症状,部分患者有有机溶剂接触史、心肌梗死或肿瘤病史。急进性肾小球肾炎好发于春、夏两季,多数病例发病隐袭,起病急骤,临床表现为急进型肾炎综合征,部分患者呈肾病综合征的表现,如水肿、少尿、血尿、无尿、蛋白尿、高血压等,并迅速进展为尿毒症;发展速度最快数小时,一般数周至数月。患者全身症状严重,如疲乏无力、精神萎靡、体重下降,可伴发热、腹痛、皮疹等。继发于其他全身疾病如系统性红斑狼疮等,可有其原发病的表现。

(1)尿改变:患者尿量显著减少,出现少尿或无尿,部分患者可出现肉眼血尿,常见红细胞管型及少量或中等量蛋白,尿中白细胞也常增多。

(2)严重贫血。

(3)水肿:半数以上病例有水肿,以颜面和双下肢为主,肾病综合征患者可出现重度水肿。

(4)高血压:部分患者可出现高血压,短期内可出现心、脑并发症。

(5)肾功能损害:以持续性、进行性肾功能损害为特点,血肌酐、尿素氮进行性增高,Ccr显著下降,肾小管功能也出现障碍,最终发展为尿毒症。

(6)全身症状:可有疲乏、无力、精神萎靡、体重下降、发热等表现,随着肾功能的恶化,患者可出现恶心、呕吐,甚至上消化道出血、心力衰竭、肺水肿和严重的酸碱失衡及电解质紊乱,感染也是常见的合并症。

二、辅助检查

(一)尿液检查

尿蛋白程度不一,可从少量到肾病综合征的大量蛋白尿。可有肉眼或镜下血尿,常见细胞管型。尿中白细胞也常增多。尿蛋白电泳呈非选择性,尿纤维蛋白原降解产物(FDP)呈阳性。

(二)血液检查

急进性肾小球肾炎患者常出现严重贫血,有时伴白细胞及血小板增高,如与C反应蛋白(CRP)同时存在,则提示急性炎症。血肌酐、尿素氮持续上升,Ccr呈进行性下降。Ⅰ型患者血清抗肾小球基底膜抗体阳性;Ⅱ型血循环复合物及冷球蛋白呈阳性,血补体C_3降低;Ⅲ型由肾微血管炎引起者,血清ANCA呈阳性。

(三)肾脏B超检查

急性期B超显示双肾增大或大小正常,但皮质与髓质交界不清。晚期双肾体积缩小,肾实质纤维化。

(四)肾穿活检

凡怀疑急进性肾小球肾炎者应尽早行肾活检。

三、治疗

急进性肾小球肾炎为肾内科急重症疾病,应分秒必争,尽早开始正规治疗。

(一)强化治疗

1.甲泼尼龙冲击治疗

每次 0.5~1 g 静脉滴注,每次滴注时间需超过 1 小时,每天或隔天 1 次,3 次为 1 个疗程,间歇 3~7 天后可行下 1 个疗程,共 1~3 个疗程。此治疗适用于Ⅱ、Ⅲ型急进性肾炎,对抗肾小球基底膜(GBM)抗体致病的Ⅰ型急进性肾炎效果差。

2.强化血浆置换治疗

用离心或膜分离技术分离并弃去患者血浆,用正常人血浆或血浆制品(如清蛋白)置换患者血浆,每天或隔天 1 次,直至患者血清致病抗体(抗 GBM 抗体及 ANCA)消失,患者病情好转,一般需置换 10 次以上。适用于各型急进性肾炎,但是主要用于Ⅰ型以及Ⅲ型伴有咯血的患者。

3.双重血浆置换治疗

分离出的患者血浆不弃去,再用血浆成分分离器作进一步分离,将最终分离出的分子量较大的蛋白(包括抗体及免疫复合物)弃去,而将富含清蛋白的血浆与自体血细胞混合回输。

4.免疫吸附治疗

分离出的患者血浆不弃去,而用免疫层析吸附柱(如蛋白 A 吸附柱)将其中致病抗体及免疫复合物清除,再将血浆与自体血细胞混合回输。双重血浆置换与免疫吸附治疗均能达到血浆置换的相同目的(清除致病抗体及免疫复合物),却避免了利用他人大量血浆的弊端。这两个疗法同样适用于各型急进性肾炎,但也主要用于Ⅰ型及Ⅲ型伴有咯血的患者。在进行上述强化免疫抑制治疗时,尤应注意感染的防治,还应注意患者病房消毒及口腔清洁卫生(如用复方氯己定漱口液及 5%碳酸氢钠漱口液交替漱口,预防细菌及真菌感染)。

(二)基础治疗

用常规剂量糖皮质激素(常用泼尼松或泼尼松龙)配伍细胞毒性药物(常用环磷酰胺)作为急进性肾炎的基础治疗,任何强化治疗都应在此基础上进行。

(三)对症治疗

降血压、利尿治疗。但是利尿剂对重症病例疗效甚差,此时可用透析超滤来清除体内水分。

(四)透析治疗

利用透析治疗清除体内蓄积的尿毒症毒素,纠正机体水、电解质及酸碱紊乱,以维持生命,赢得治疗时间。

四、护理诊断

(1)潜在并发症:急性肾衰竭。

(2)体液过多:与肾小球滤过率下降、大剂量激素治疗导致水、钠潴留有关。

(3)有感染的危险:与激素、细胞毒性药物的应用和血浆置换、大量蛋白尿致机体抵抗力下降有关。

(4)恐惧:与急进性肾小球肾炎进展快、预后差有关。

(5)知识缺乏:缺乏疾病相关知识。

五、护理评估

护理评估同急性肾炎,但要注意了解起病的时间及病情发展的速度。在用药的评估方面,要注意了解糖皮质激素及细胞毒性药物的用药方法是否正确,有无发生不良反应等。

(1)患者尿量增加,水肿减轻或消退,血压恢复正常。

(2)患者有效预防急性肾衰竭的发生,活动耐力增加。

(3)患者掌握预防本病的知识。

六、护理措施

(一)休息

急性期要绝对卧床休息,时间较急性肾小球肾炎更长,避免劳累。

(二)病情观察

(1)监测患者的神志、生命体征、特别是心律、心率的变化。

(2)监测肾小球滤过率、Ccr、血尿素氮(BUN)、血肌酐(Scr)水平。若 Ccr 快速下降,BUN、Scr 进行性升高,提示有急性肾衰竭发生,应协助医师及时处理。

(3)监测血电解质及 pH 的变化,特别是血钾情况,避免高血钾可能导致的心律失常,甚至心搏骤停。

(4)记录 24 小时尿量,定期检测尿常规、肾功能,注意水肿的消长情况。

(5)密切观察是否出现各种感染的征象,如体温升高、咳嗽咳痰、白细胞计数增高等,应予及时处理。

(6)观察有无恶心、呕吐、呼吸困难(如端坐呼吸)等症状的发生,及时进行护理干预。

(三)治疗配合

(1)水肿较严重的患者应着宽松、柔软的棉质衣裤、鞋袜。协助患者做好全身皮肤、黏膜的清洁,指导患者注意保护好水肿的皮肤,如清洗时注意水温适当、勿过分用力;平时避免擦伤、撞伤、跌伤、烫伤。阴囊等部位严重的皮肤水肿可用中药芒硝粉袋或硫酸镁溶液敷于局部。水肿部位皮肤破溃应用无菌敷料覆盖,必要时可使用稀释成 1:5 的碘附溶液局部湿敷,以预防或治疗破溃处感染,促进创面愈合。

(2)注射时严格无菌操作,采用 5～6 号针头,保证药物准确及时的输注,注射完拔针后,应延长用无菌干棉球按压穿刺部位的时间,减少药液渗出。

(四)预防和控制感染

严格执行各项无菌技术操作;定时消毒病室环境;控制探视人员;注意个人卫生,避免受凉、感冒。

(五)用药护理

(1)按医嘱严格用药,动态观察药物使用过程中疗效与不良反应。

(2)使用激素者应注意激素需饭后口服,以减少对胃黏膜的刺激;长期用药者要补充维生素 D 和钙剂,预防骨质疏松;大量冲击治疗时,应对患者实行保护性隔离,防止感染;告知患者不能擅自减量或停药,以免引起反跳现象。

(3)细胞毒类药物环磷酰胺使用时,嘱患者多饮水,以促进药物从尿中排出,并观察其不良反应,有无恶心、呕吐及血尿。

(4)利尿剂治疗时尤其注意有无电解质紊乱,有无出现嗜睡、精神萎靡,呕吐、厌食、心音低钝、肌张力低或惊厥等症状。

(5)治疗后需认真评估有无甲泼尼龙冲击治疗常见的不良反应发生,如继发感染,水、钠潴留,精神异常、可逆性记忆障碍,面红、高血糖、消化道出血或穿孔、严重高血压、充血性心力衰竭等。

(6)实施保护性隔离,预防继发感染。

(六)心理护理

由于病情重,疾病进展快,患者可能出现恐惧、焦虑、烦躁、抑郁等心理。护士应充分理解患者的感受和心理压力,通过教育使患者及家属配合治疗。护士尽量多关心、巡视患者,及时满足患者的合理需要。护士应鼓励患者说出对患病的担忧,给其讲解疾病过程、合理饮食和治疗方案,以消除疑虑,提高治疗信心。及早预防和发现问题并给予心理疏导。

七、健康教育

(1)疾病预防指导:积极预防和控制感染,从病因与治疗方法上对患者进行健康教育,告知患者本病发病常与呼吸道感染有关,应加强个人卫生、注意保暖等预防各种感染,增强患者预防感染的意识。

(2)休息和活动:患病期间加强休息,卧床休息时间应较急性肾小球肾炎更长。病情稳定后可从事轻体力活动,痊愈后可参加体育活动,增强体质,2年内应避免重体力活动和劳累。

(3)用药指导:告知严格遵守诊疗计划的重要性,指导患者对激素和细胞毒性药物不良反应的观察,不可擅自更改用药和停止治疗,避免使用肾毒性药物。

(4)自我监测:指导患者如何监测病情变化,告知病情好转后仍需较长时间的随访。

第四节 隐匿性肾小球肾炎

隐匿性肾小球肾炎(LCN)又称无症状性血尿和/或蛋白尿,一般指在体检或偶然情况下尿常规检查发现异常,患者无水肿、高血压及肾功能损害的一组肾小球疾病。临床表现为无症状性血尿或无症状性蛋白尿,或两者均有,但以其中一种表现更为突出。它是一组病因、发病机制及病理类型不尽相同、临床表现类似、预后各异的原发性肾小球疾病。

一、临床表现

(一)无症状性血尿

大部分无症状性血尿患者为青年人,无临床症状和体征,多于体检时发现肾小球源性血尿,呈持续性或反复发作性,部分患者于剧烈运动,感染,发热等情况时出现一过性肉眼血尿。此型以持续性镜下血尿和/或反复发作性肉眼血尿为共同临床表现,此型患者无水肿、高血压、蛋白尿及肾功能损害。

(二)无症状性蛋白尿

无症状性蛋白尿多发生于青年人,蛋白尿呈持续性,偶有波动。尿蛋白定量通常在 1.0 g/24 h 以下,以清蛋白为主。尿沉渣检查正常,无水肿,高血压及肾功能损害。无症状性蛋白尿患者预后不一,部分预后良好。

(三)无症状性血尿和蛋白尿

无症状性血尿和蛋白尿多见于青年男性。临床上同时存在血尿和蛋白尿,尿蛋白定量通常在 1.0～2.0 g/24 h,无高血压、水肿和肾功能损害表现。由于无明显临床症状及体征,容易被患者和医师忽略致漏诊。

二、辅助检查

(一)尿液检查

尿常规化验或存在轻度蛋白尿或镜下血尿,或两者兼有。相差显微镜尿红细胞形态学检查及尿红细胞容积分布曲线检查提示为肾小球源性血尿。

(二)血常规检查

血常规检查一般无异常发现。

(三)血生化检查

肝功能、肾功能检查正常,血抗链"O"、类风湿因子、抗核抗体、冷球蛋白阴性、补体正常。

(四)肾功能检查

肾功能检查包括肾小球滤过功能和肾小管功能评估在正常范围。肾小球滤过率、Ccr正常,酚红排泄试验、尿浓缩稀释功能及酸化功能均在正常范围。

(五)影像学检查

超声影像学检查早期可见双肾正常,肾皮质或肾内结构正常。核素显像、膀胱镜检查及静脉肾盂造影均可无异常发现。

(六)肾活检病理

肾活检病理对于隐匿性肾小球肾炎患者、肾活检可帮助进一步明确诊断。对于肾穿刺活检的指征,目前意见不一致,部分学者认为蛋白尿明显,特别是尿蛋白定量＞1.0 g/24 h应考虑进行肾穿刺活检,明确病理类型;随访过程中如发现尿蛋白增加,和/或出现血尿、蛋白尿,和/或出现水肿、高血压、肾功能损害等肾病表现,也应及时行肾活检以帮助明确病理类型及病变程度,制订相应治疗措施。

三、治疗

(一)一般治疗

急性起病后应卧床休息,直至肉眼血尿消失,水肿消退,血压恢复正常,血肌酐恢复正常后,方可轻微活动,但要密切随诊,若病情变化,仍需继续卧床休息。饮食应注意给予适当蛋白,1 g/kg/d,限制过于严格或增加摄入均不利于肾脏的恢复。有水肿及高血压者应注意给予低盐(2～3 g/d)甚至无盐饮食;对于水肿且尿少者,应严格限制水的摄入。部分患者还需低钾饮食。另外应摄入富含维生素的饮食。

(二)病因治疗

治疗感染灶对急性肾炎病情及预后的影响至今尚无定论。目前多主张存在明显的感染灶,细菌培养阳性时,积极使用抗生素,多选用青霉素类或其他敏感药物,疗程2周左右。对扁桃体病灶明显,病情迁延2个月以上,病情反复者,可考虑扁桃体摘除。但其对急性肾炎的病程影响亦无定论。

(三)对症治疗

1.利尿

经限制水、盐摄入后,仍水肿严重甚至因水、钠潴留导致心力衰竭者,应使用利尿剂。可选用噻嗪类利尿药,但对于肾小球滤过率＜25 mL/min 时,应选用襻利尿剂,如呋塞米、丁脲胺。其中呋塞米的剂量可用至400～1 000 mg/d,一般不超过 400 mg/d,大剂量使用时应注意其耳毒性和肾损害。还可使用小剂量的多巴胺以解除血管痉挛而利尿。避免使用汞利尿剂、渗透性利尿剂和保钾利尿剂。

2.降压

积极而适当的降压有利于增加肾血流量,改善肾功能,减少心脑血管病合并症的发生。利尿剂的使用可降低容量负荷,从而降低血压,还可选用钙通道阻滞剂,如氨氯地平,α受体阻滞剂如哌唑嗪,一般不需使用转换酶抑制剂,必要时可静脉滴注酚妥拉明或硝普钠,可快速降压,防治高血压脑病的发生。

3.降血钾

首先应控制高钾饮食的摄入,使用排钾利尿药如呋塞米,纠正酸中毒静脉滴注碳酸氢钠,予葡萄糖加胰岛素,口服离子交换树脂,若上述措施均无效时,应紧急血液透析或腹膜透析。

4.控制心力衰竭

因急性肾炎发生主要是容量负荷增加,故利尿降压是首选措施。可静脉滴注硝普钠或酚妥拉明。必要时行血液滤过。

四、护理诊断

(1)有感染的危险:与疾病所致机体免疫力下降有关。

(2)知识缺乏:缺乏疾病保健的相关知识。

(3)潜在并发症:肾功能不全。

五、护理措施

(一)一般护理

1.休息与活动

轻度患者可适当参加体育锻炼;对水肿明显,血压较高患者或肾功能不全的患者,强调应卧床休息,按病情给予相应的护理级别。

2.病情观察

注意观察尿量、颜色、性状变化。有明显异常及时报告医师,每周至少化验尿常规和比重一次。注意观察患者的血压、水肿、尿量、尿检结果及肾功能变化,如有少尿、水肿、高血压,应及时报告主管医师给予相应的处理。

3.预防感染

慢性肾炎容易发生各种感染,尤其发生在用糖皮质激素或细胞毒性药物治疗期间,注意病室内空气新鲜,定期消毒,预防呼吸道感染,发现发热、腰痛的患者及时报告主管医师,及时预防肾功能恶化。

4.按不同时间送检尿液标本

采用不同的方式留取尿标本,如晨尿、清洁中段尿、1小时尿、3小时尿、12小时尿或24小时尿等,并应按送检要求进行相应的处理。应将留尿方法和注意事项告知患者,及时送检。

5.饮食护理

(1)提供优质高蛋白饮食,如牛奶、鸡蛋、鱼类,肾功能不全时要控制植物蛋白的摄入。在平时膳食时要保证食物中碳水化合物的摄入,以提供足够的热量,减少自体蛋白质的分解。

（2）限制钠的摄入，每天膳食中钠应低于 3 g，少尿时应控制钾的摄入，保证全面营养。

（二）用药护理

预防控制感染，上呼吸道感染、尿路感染往往是引起肾小球疾病的重要诱因，反复的感染可致肾脏的损伤，引起肾功能改变，所以要积极预防，及时控制。积极治疗高血压，过高的血压可破坏肾脏调节血压的功能，加重肾小球内压力，造成肾脏损害，积极治疗原发病，控制系统性红斑狼疮，类风湿性关节炎，皮肌炎等风湿类疾病及糖尿病等，中西医结合治疗原发病疗效可靠。保护肾功能，避免各种肾损伤的因素，特别避免使用肾毒性药物。

（三）心理护理

（1）护士应该向患者讲述疾病知识，组织病友交流养病体会，对顾虑较大的患者，多安慰鼓励，给予心理上的支持，增强患者战胜疾病的信心。

（2）对不太重视疾病的患者，应该耐心说明急进性肾小球肾炎的危害，使之主动配合治疗疾病，做好自我护理，并做好患者家属的思想工作。

（3）经常巡视病房，了解患者的需要，及时帮助患者解决实际问题，建立良好的医患关系，使患者有焦虑情绪时，愿意向护士倾诉。

（4）指导患者掌握放松技巧，如听轻音乐、练气功，缓慢深呼吸，以转移注意力，减轻焦虑。

（5）指导患者有规律的生活，保证睡眠质量，勿劳累；向患者提供有关肾病的保健书籍，让患者了解疾病治疗过程及转归。

（6）避免使用对肾有损害的药物，告诉患者不要随意服用偏方、秘方，因近几年发现有很多中成药和中草药对肾有一定的毒性，如服用中药务必到正规的肾病专科去治疗，以防止损害肾功能。

六、健康教育

（1）告知患者应注意保持乐观心态，减轻思想压力。

（2）嘱患者注意保护肾功能，避免肾损害因素：如感染、劳累、肾毒性药物等。对反复发作的慢性扁桃体炎，急性期过后及时摘除。

（3）嘱患者定期检测尿常规，3～6 个月检测 1 次。

第五节　IgA 肾 病

IgA 肾病是最为常见的一种原发性肾小球疾病,是指肾小球系膜区以 IgA 或 IgA 沉积为主,伴或不伴有其他免疫球蛋白肾小球系膜区沉积的原发性肾小球疾病。以肾小球系膜为基本组织学改变为主,分为原发性和继发性两大类。

IgA 肾病的发病有一定的年龄、性别、种族和地区差异,青壮年多见。原发性 IgA 肾病临床表现多种多样,主要表现为血尿,可伴有不同程度蛋白尿、高血压和肾功能受损。IgA 肾病是一种进展性疾病,只有 5%～30% 的 IgA 肾病患者尿检查异常能完全缓解,大多数患者呈慢性进行性发展。起病后每 10 年约有 20% 发展到终末期肾病。IgA 肾病进展的危险因素主要有肾小球硬化、肾间质纤维化、高血压、大量蛋白尿和肾功能减退。

一、临床表现

(一)发作性肉眼血尿

40%～50% 的患者表现为一过性或反复发作性肉眼血尿、无症状性血尿和蛋白尿,也可合并水肿、高血压、肾功能减退,表现为肾炎综合征或肾病综合征。反复发作性肉眼血尿,多在黏膜或皮肤感染后数小时或数天出现,感染控制后肉眼血尿减轻或消失。肉眼血尿期间,多数没有明显的自觉症状,偶有腰酸胀痛感。肉眼血尿间歇期间很少出现大量蛋白尿和高血压,病程常有自限性,多数患者预后较好,肾功能多能长时间保持稳定。

(二)无症状镜下血尿伴或不伴蛋白尿

30%～40% 的患者表现为无症状尿检异常,多为体检时发现。包括单纯无症状性镜下血尿和持续性镜下血尿伴轻中度蛋白尿(尿蛋白<3.5 g/24 h)。多数患者起病隐匿,起病时多无高血压及肾功能不全等临床表现。部分患者病情可进展,出现肾功能减退。

(三)蛋白尿

多数患者表现为轻度蛋白尿,10%～24% 的患者也可表现为持续性大量蛋白尿(尿蛋白≥3.5 g/24 h),甚至肾病综合征。如果大量蛋白尿的 IgA 肾病合并明显血尿、高血压、肾功能减退,提示病情易进展。如果肾功能快速进行性恶化,同时合并明显血尿和大量蛋白尿,则要考虑细胞性新月体形成和毛细血管襻坏死,争取尽快行肾活检明确诊断。

(四)高血压

高血压是 IgA 肾病的常见表现之一。在 IgA 肾病肾活检明确诊断时,约有40%的患者有高血压。随着病程延长和病情加重,高血压发生率增加。合并高血压患者可伴有不同程度的血尿、蛋白尿和肾功能不全以及高尿酸血症。少数患者表现为恶性高血压,肾功能快速进行性恶化。

(五)急性肾衰竭

5%~10%的患者会有急性肾衰竭的表现,见于 3 种情况。

(1)急进性肾炎综合征,患者多有持续性血尿或肉眼血尿,大量蛋白尿,肾功能进行性恶化,可有水肿和高血压及少尿或无尿,肾活检病理示广泛新月体形成,免疫荧光以 IgA 为主的免疫复合物沉积,新月体内可见纤维蛋白原沉积,为Ⅱ型新月体型肾炎。

(2)急性肾炎综合征,表现为血尿,蛋白尿,可有水肿和高血压,出现一过性肾衰竭,但血肌酐很少≥400 μmol/L,肾脏病理以毛细血管内皮细胞增生为主要病变。

(3)大量肉眼血尿,可因血红蛋白对肾小管的毒性和红细胞管型引起急性肾小管坏死,多为一过性。

(六)慢性肾衰竭

大多数患者在确诊 10 年后逐渐进入慢性肾衰竭期,部分患者就诊时已达到终末期肾病阶段,除表现蛋白尿、镜下血尿及高血压外,还合并慢性肾功能不全的其他表现、如贫血、夜尿增多等,血肌酐多在 442 μmol/L 以上,B超检查显示肾脏缩小、双肾实质变薄、皮髓质分界不清。很多患者已失去肾活检的机会。

(七)实验室检查

尿红细胞多为畸形的红细胞,尤其是出现芽孢状或棘形红细胞,对诊断有较大的价值。但肉眼血尿明显时,尿中正常形态红细胞的比例可增加。尿蛋白定量以中小量多见,为非选择性蛋白尿。部分患者血清 IgA 增高。肾功能不全的患者,血清肌酐、尿素氮和血尿酸增高。

二、辅助检查

(一)尿液检查

IgA 肾病患者典型的尿检异常为持续性镜下血尿和/或蛋白尿。尿红细胞位相示异形红细胞增多>50%，提示为肾小球源性血尿，有时可见红细胞管型。

尿检查项目：尿常规，尿红细胞位相，尿肾功能，24 小时尿蛋白、尿酸、尿素氮。

(1)尿常规：了解尿液颜色，透明度，比重，酸碱度，尿糖定性、尿蛋白、细胞和管型等。

留取方法：将晨起第 1 次尿液排出一部分迅速留取约 10 mL 装入清洁的标本瓶内。

(2)尿红细胞位相：正常人尿中有红细胞者约 4%，其中红细胞数 500～5 000/mL，多为正常红细胞。如尿中发现畸形红细胞(其大小,形态呈多形性,血红蛋白含量异常)占 75%以上,且红细胞数≥8 000 mL 者,可诊断为肾小球性血尿。当存在较为广泛的肾小管间质损害时,红细胞形态即可成为均一性的。主要了解尿畸形红细胞数量、红细胞管型情况,评估肾脏受损的部位。

收集方法：将晨起第 1 次尿液排出一部分迅速留取约 10 mL 装入清洁的标本瓶内。

(3)尿肾功能：了解尿漏出蛋白的种类,评估肾脏损害的部位。收集方法：将晨起第 1 次尿液排出一部分迅速留取约 10 mL 装入清洁的标本瓶内。

目的：作尿的各种检查,如尿蛋白定量、尿糖定量、17-羟类固醇、17-酮类固醇、钠、钾、氯、肌酐、肌酸、香草扁桃酸(VMA)或尿浓缩查结核分枝杆菌等。

用物：清洁带盖的尿罐(容量 3 000～5 000 mL)1 个、检验条码、量杯 1 只。

操作步骤：在尿罐上贴上检验条码,注明病区、床号、姓名、住院号或门诊号。将所用物品准备好送至患者床前,向患者说明留尿目的和方法。嘱患者于晨 7:00 于厕所排空膀胱将尿液弃去后开始留尿。以后 24 小时内每次小便均放入标本容器中,于次日 7:00 留取最后一次尿。

注意事项：根据尿检项目要求加入对应防腐剂,加防腐剂的方法一般为留第 1 次尿放入标本容器后将防腐剂倒入尿罐中,摇匀尿液；标本留取期间,可保持正常饮食,不宜多饮水或控水；女性月经期不宜采集标本；留取尿液期间,不能混入纸巾、大便、痰液等其他物质。

（二）肾功能检查

IgA 肾病患者可有不同程度的肾功能减退,主要表现肌酐清除率降低,血清肌酐、尿素氮和血尿酸增高,同时可伴有不同程度的肾小管功能的减退。

（三）肾活检

肾穿刺也常称肾穿刺活检术或肾活检,是在 B 超引导下使用穿刺针刺入活体的肾组织,取少量肾组织进行病理检验的检查。创伤小安全性高,恢复快,是一项成熟的操作技术,对于肾脏疾病的诊疗具有重要的意义。经皮肤穿刺肾活检法,为国内外普遍采用的方法。

1.肾活检适应证

肾病综合征:当肾病综合征的病因不明,考虑是否继发于全身性疾病者。肾小球肾炎肾功能减退较快者,需要肾活检以确定其肾损害的病理类型。急进性肾炎综合征,肾活检可发现炎症及免疫沉积物的形态及其程度,这对急进性肾炎的早期诊断和治疗非常重要。临床表现不典型的原发性急性肾炎或急性肾炎数月后不愈或肾功能下降。

原发性肾病综合征见于成人者最好能在用激素前做肾活检以确定其组织类型,以免盲目使用激素引起不良反应,特别是治疗无效者更要进行肾活检血尿患者经过各种检查排除了非肾小球性血尿后,未能确立诊断者可考虑做肾活检,对于持续性血尿无临床表现及血尿伴有蛋白尿,24 小时尿蛋白定量＞1 g 者应做肾活检。单纯蛋白尿持续时间较长而无任何症状者,采用肾活检可明确其病理类型,以利于用药及判断预后。狼疮性肾炎、肾性高血压、急性肾衰竭、慢性肾衰竭不明原因者可进行肾活检以帮助诊断。

2.肾活检禁忌证

（1）绝对禁忌证:明显出血倾向,重度高血压,精神病或不配合操作者,孤立肾,小肾。

（2）相对禁忌证:活动性肾盂肾炎,肾结核,肾盂积水或积脓,肾脓肿或肾周围脓肿,肾肿瘤或肾动脉瘤,多囊肾或肾脏大囊肿,肾脏位置过高(深吸气肾下极也不达 12 肋下)或游走肾,慢性肾衰竭,过度肥胖,重度腹水,心功能衰竭、严重贫血、低血容量、妊娠或年迈者。

3.肾活检术前护理

向患者及家属说明肾活检的必要性和安全性及可能出现的并发症,并征得患者本人及家属同意。向患者解释肾穿刺操作,解除患者的恐惧心理,以取得患者的配合。让其练习俯卧位及憋气（肾穿刺时需短暂憋气）及卧床排尿（肾穿刺后需卧床 24 小时），以便密切配合。术前化验血常规和凝血功能，以了解有无出血倾向。术前查肾功能，做 B 超了解肾脏大小、位置及活动度、皮质厚度。术前测血压，排空膀胱，静脉注射止血药。

4.术后护理

肾活检术后，予无菌纱块加压包扎，平车送返病房，每 2 小时测血压 1 次，6 小时后血压平稳可根据病情测量。术后绝对卧床休息 24 小时，前 6 小时避免翻身。术后多饮水，以尽快排出少量凝血块。应密切观察生命体征的变化，询问有无不适主诉，发现异常及时处理。绝对卧床休息 24 小时后，若病情平稳，无肉眼血尿，可下床活动。若出现肉眼血尿，应延长卧床时间至肉眼血尿消失或明显减轻。必要时遵医嘱静脉输入止血药或输血。在术后 3 天内，注意卧床休息，多饮水，吃易消化的食物，3 个月内避免腰部负重。

三、治疗

(一)根据不同的临床表现及病理改变决定治疗原则

(1)防治感染。

(2)控制血压。

(3)减少蛋白尿。

(4)保护肾功能。

(5)避免劳累、脱水和肾毒性药物的使用。

(6)定期复查。

(二)常用的治疗方法

(1)血管紧张素转换酶抑制剂（ACEI）。

(2)血管紧张素受体Ⅱ拮抗剂（ARB）。

(3)糖皮质激素和其他免疫抑制剂。

(4)抗血小板聚集、抗凝及促纤溶药。

(5)扁桃体摘除。

(三)根据不同的临床表现及病理改变具体的治疗方法

1.反复发作性肉眼血尿的治疗

对于扁桃体感染或其他感染后，反复出现肉眼血尿或尿检异常加重的患者，应积极控制感染，建议行扁桃体摘除。扁桃体摘除可以降低部分患者的蛋白尿、血尿和终末期肾衰竭的发生率。

2.无症状性尿检异常的治疗

对于血压正常、肾功能正常、单纯性镜下血尿、病理改变轻微的 IgA 肾病患者，不需要特殊治疗，但需要定期复查。对于有扁桃体肿大或扁桃体感染后尿检异常加重的患者，可行扁桃体摘除。也可以根据患者血尿的程度和心理情况，选用一些抗血小板聚集和活血化瘀的药物。对于血尿伴有尿蛋白 0.5～1.0 g/d 的患者，扁桃体摘除、ACEI/ARB 及抗血小板聚集、抗凝、促纤溶治疗，有利于患者完全缓解。对于尿蛋白＞1 g/d 的患者，不管血压是否增高，首选 ACEI 和/或 ARB。要避免血压降得过低、影响脏器供血。如果使用最大耐受剂量的 ACEI 和 ARB，尿蛋白仍＞1 g/d，宜加用糖皮质激素治疗，可给予泼尼松 0.6～1.0 mg/(kg·d)，4～8 周酌情减量，总疗程 6～12 个月。如激素反应不佳或有禁忌证，可应用免疫抑制剂治疗。另外，激素和其他免疫抑制剂的应用，除了考虑尿蛋白量以外，还要考虑肾活检病理改变。明显的炎细胞浸润、系膜细胞增殖、细胞性新月体形成，是应用激素和其他免疫抑制剂的适应证。

3.大量蛋白尿的治疗

对于临床表现为大量蛋白尿，病理表现为肾小球系膜细胞增殖、球囊粘连、间质炎细胞浸润明显的 IgA 肾病患者，需要肾上腺皮质激素和其他免疫抑制剂、ACEI/ARB 以及抗血小板聚集、抗凝、促纤溶的综合治疗。由于激素和其他免疫抑制剂具有一定的不良反应，因此要严格掌握使用的适应证。

对于临床表现为肾病综合征、病理表现为轻微病变或微小病变的 IgA 肾病患者，按微小病变肾病综合征治疗。

4.高血压的治疗

对于 IgA 肾病合并高血压的患者，排除肾动脉狭窄和严重肾衰竭后，首选 ACEI 和/或 ARB。如果降压效果不好，可以加用长效的钙通道阻滞剂、利尿剂和 β、α 受体阻滞剂。

5.肾功能急剧恶化的治疗

对于 IgA 肾病合并肾功能急剧恶化的患者，宜首先明确肾功能不全的原因，针对原因进行治疗。合并脱水、感染、肾毒性药物所致的，补液、抗感染、停用可疑药物。合并药物所致急性间质性肾炎的，除停用可疑药物外，可用激素治疗。合并恶性高血压的，积极控制血压。对于临床表现明显血尿、蛋白尿、肾功能急剧恶化，病理表现为明显的肾小球系膜细胞增殖、毛细血管襻坏死、细胞或纤维细胞新月体形成、弥漫性间质炎细胞浸润的 IgA 肾病患者，在没有严重感染、活动性消化道溃疡出血等禁忌证的前提下,可给予甲泼尼龙冲击治疗,即静脉滴入甲泼尼龙 $0.5\sim10$ g/d,连续 3 天。随后给予常规剂量的肾上腺皮质激素和其他免疫抑制剂治疗。同时根据血压和肾功能的改变,给予降压治疗和抗血小板聚集、抗凝、促纤溶治疗。

6.终末期 IgA 肾病的治疗

对于肾脏已缩小、绝大多数肾小球已球性硬化、血肌酐>442 μmol/L 的 IgA 肾病患者,给予慢性肾衰竭一体化治疗,目的是延缓肾功能的恶化、防治并发症、提高患者生活质量、做好肾脏替代治疗前的准备。重点是低蛋白饮食减轻肾脏的负担,同时给予足够的热量和适当的必需氨基酸;适当饮水以保持足够的尿量;尽可能将血压控制在 17.3/10.7 kPa(130/80 mmHg)以内;补充铁剂、叶酸、维生素 B_{12} 和促红细胞生成素纠正贫血;适当补充碳酸氢钠治疗代谢性酸中毒;适当补充碳酸钙和活化的维生素 D_3 纠正钙磷代谢紊乱,防治继发性甲状旁腺功能亢进。

四、护理诊断

(一)IgA 肾病的临床诊断线索

如果出现以下表现,应怀疑 IgA 肾病。

(1)上呼吸道感染或扁桃体炎发作同时或短期内出现肉眼血尿,感染控制后肉眼血尿消失或减轻。

(2)典型的畸形红细胞尿,伴或不伴蛋白尿。

(3)血清 IgA 值增高。

(二)IgA 肾病的病理诊断

(1)光镜所见:肾小球系膜病变是 IgA 肾病基本的组织学改变,表现为系膜增生和系膜基质增多。典型的 IgA 肾病 PAS 染色时可见系膜区、旁系膜区圆拱状的深染物质。

(2)免疫病理改变:主要表现为以 IgA 为主的免疫球蛋白在肾小球系膜区呈团块状或颗粒状弥漫沉积,可伴有 IgG 和 IgM 的沉积。绝大多数病例合并 C_3 的沉积,并与 IgA 的分布一致。

(3)电镜所见:肾小球系膜区、旁系膜区见电子致密物沉积,有的呈圆拱状,少数病例肾小球内皮下亦见节段性电子致密物,基底膜上皮侧一般无电子致密物沉积。确诊 IgA 肾病必须有肾活检免疫病理检查,并结合临床。

五、护理评估

IgA肾病观察要点如下。

(1)体温、脉搏、血压、呼吸变化,注意精神状态,有无高血压脑病的征象。

(2)观察水肿变化情况,有无胸闷,腹胀情况,有无胸腔积液、腹水。定期测量体重、腹围。

(3)观察尿质、尿色变化,记录尿量。

(4)有无腹痛、食欲减退、恶心、呕吐等。使用利尿剂时,注意电解质是否紊乱

(5)使用糖皮质激素、细胞毒性药物、免疫抑制剂时,应注意观察有无继发感染,上消化道出血,水、钠潴留,血压升高,肝功能损害,骨质疏松等。

(6)注意有无感染、慢性肾衰竭、高血压危象、心力衰竭等并发症。

(7)注意有无皮肤损伤、跌倒发生。

六、护理措施

(一)心理护理

IgA肾病病程较长,病程呈慢性过程及最终可出现慢性肾衰竭,患者容易出现焦虑,恐惧等心理,护士应关心体贴患者,加强与患者沟通,进行心理疏导,以良好的心态面对现实,安心休息,积极配合治疗及护理。

(二)饮食护理

给予高维生素、低脂、低盐(每天 $3\sim5$ g 食盐)、优质蛋白[1 g/(kg·d)]饮食。60%以上为优质蛋白,如牛奶、鸡蛋、瘦肉等,限制含钠高的食物,禁食咸肉、咸菜海产品等。少吃富含饱和脂肪酸的饮食,如动物油脂,而多吃富含多聚不饱和脂肪酸的饮食如芝麻油、鱼油、植物油。激素治疗过程中,应调整饭量,勿暴饮暴食。

(三)休息护理

肉眼血尿者,应卧床休息;镜下血尿者可适当活动。保证充分休息和睡眠,并应有适度的活动,应尽量避免感染、感冒,避免过度劳累引起病情反复;病情完全缓解后,应避免剧烈的体育活动。对有明显水肿、大量蛋白尿、血尿、高血压或合并感染、心力衰竭、肾衰竭、急性发作期患者,应限制活动,卧床休息,以利于增加肾血流量和尿量,减少尿蛋白,改善肾功能。病情减轻后可适当增加活动量,但应避免劳累。

(四)用药护理

(1)不良反应:糖皮质激素(如泼尼松)不良反应多,特别是突然停药后,由于体内皮质激素不足,可使原疾病复发或恶化,称"反跳现象"。应注意观察有无继发感染,上消化道出血,水、钠潴留,血压升高,肝功能损害,骨质疏松等。

(2)用药时间:激素在人体内早上 6:00～8:00 分泌达到最高峰,这一时间口服可提高疗效,减轻不良反应。让患者明确这时间点是口服激素的最佳时间。激素的用药主要注意起始用量要足,减撤药要慢,维持用药时间要久。激素使用时要注意观察尿量、水肿、血压等情况。应按时、按量服药,不可随意停药或减量,以免引起复发。应选择在饭后服药以免刺激、损害胃黏膜。

(3)使用血管紧张素转换酶抑制剂(ACEI)及血管紧张素受体Ⅱ拮抗(ARB)时要注意血压变化,避免血压降得过低、影响脏器供血。应用血管紧张素转换酶抑制剂,观察有无高血钾,应防止高血钾;观察有无持续性干咳如有应及时提醒医师换药。

(4)使用利尿剂应注意有无电解质紊乱(低血钾、低氯性碱中毒等)、高凝血症、高脂血症、耳毒性等不良反应。注意防跌倒,指导起床防跌倒三部曲,即慢慢坐起 30 秒,慢慢移腿床边坐 30 秒,扶床慢慢站起 30 秒,不晕才开步走。

(5)服用降压药时应严格按规定剂量,并防止直立性低血压及跌倒,尤以 α 受体阻滞剂(哌拉唑嗪)为著,应以小剂量逐步增加治疗量。用血小板解聚药时,注意观察有无出血倾向,监测出凝血时间等。

(五)出院指导

(1)预防感染:注意个人卫生,避免常到公共场所,防止交叉感染。同时注意防着凉感冒。

(2)按医嘱坚持正确的服药治疗。

(3)定期复查尿常规、肾功能等检查。

(4)注意尿液、血压的变化。

(5)如行肾活检者,避免劳累,3 个月内避免腰部负重。避免应用肾毒性药物,如氨基糖苷类抗生素、含有马兜铃酸的中药、非甾体抗炎药、造影剂等均可能损伤肾,应避免使用或者慎用。

七、健康教育

勿使用对肾功能有害的药物,如氨基糖苷类抗生素卡那霉素、庆大霉素、链霉素、磺胺药等及抗真菌药物。饮食上注意摄入优质蛋白,如牛奶、鸡蛋、鱼类等。勿食过咸的食物。保证热量充足和富含多种维生素。教会患者与疾病有关的家庭护理知识,如如何控制饮水量、自我检测血压等。避免受凉、潮湿,注意休息。避免剧烈运动和过重的体力劳动,防治呼吸道感染。注意个人卫生,勤换内衣,剪指、趾甲。预防尿路感染,如出现尿路刺激征时及时就诊。需肾活检者,做好解释和术前准备工作。定期门诊随访,讲明定期复查的必要性。让患者了解病情变化的特点,如出现水肿或水肿加重、血压增高、血尿等时及时就诊。

第 六 章

妇产科护理

第一节　外阴炎及阴道炎

一、外阴炎

外阴炎是妇科常见病,是外阴部的皮肤与黏膜的炎症,可发生于任何年龄,以生育期及绝经后妇女多见。

(一)护理评估

1.健康史

(1)病因评估:外阴炎主要指外阴部的皮肤与黏膜的炎症,以大、小阴唇为多见。由于外阴与尿道、肛门、阴道邻近且暴露,同时,阴道分泌物、月经血、产后的恶露、尿液、粪便的刺激、糖尿病患者糖尿的长期浸渍,均可引起外阴不同程度的炎症,此外,穿化纤内裤、紧身内裤、使用卫生巾使局部透气性差等,均可诱发外阴部的炎症。

(2)病史评估:评估有无外阴炎的因素存在,有无糖尿病、阴道炎病史。

2.身心状况

(1)症状:外阴瘙痒、疼痛、红、肿、灼热,性交及排尿时加重。

(2)体征:局部充血、肿胀、糜烂,常有抓痕,严重者形成溃疡或湿疹。慢性炎症者,外阴局部皮肤或黏膜增厚、粗糙、皲裂等。

(3)心理-社会状况:了解病程,了解患者对症状的反应,有无烦躁、不安等心理状态。

(二)护理诊断及合作性问题

(1)皮肤或黏膜完整性受损:与皮肤黏膜炎症有关。

（2）舒适改变：与外阴瘙痒、疼痛、分泌物增多有关。

（3）焦虑：与性交障碍、行动不便有关。

（三）护理目标

（1）患者皮肤与黏膜完整。

（2）患者病情缓解或好转，舒适感增加。

（3）患者情绪稳定，积极配合治疗与护理。

（四）护理措施

1.一般护理

炎症期间宜进食清淡且富含营养的食物，禁食辛辣、刺激性食物。

2.心理护理

患者常出现烦躁不安、焦虑紧张，应帮助患者树立信心，减轻心理负担，坚持治疗，讲究患者常出现烦躁不安、焦虑紧张，应帮助患者树立信心，减轻心理负担，坚持治疗，讲究卫生。

3.病情监护

积极寻找病因，消除刺激原。

4.治疗护理

（1）治疗原则：去除病因，积极治疗原发病，如阴道炎、尿瘘、粪瘘、糖尿病等。

（2）治疗配合：保持外阴清洁干燥，局部使用约 40 ℃的 1∶5 000 高锰酸钾溶液坐浴，每天2次，每次 15～30 分钟，5～10 次为 1 个疗程。如有破溃，可涂抗生素软膏或紫草油，急性期可用物理治疗。

（五）健康指导

（1）卫生宣教，指导妇女穿棉质内裤，减少分泌物刺激，对公共场所，如游泳池、公共浴室等谨慎出入，注意经期、妊娠期、产期及流产后的生殖道清洁，防止感染。

（2）定期妇科检查，积极参与普查与普治。

（3）指导用药方法及注意事项。

（4）加强性道德教育，纠正不良性行为。

（六）护理评价

（1）患者诉说外阴瘙痒症状减轻，舒适感增加。

（2）患者焦虑缓解或消失，掌握了卫生保健常识，能养成良好卫生习惯。

二、前庭大腺炎

细菌侵入前庭大腺腺管内致腺管充血、水肿称为前庭大腺炎。

(一)护理评估

1.健康史

(1)病因评估:前庭大腺腺管开口位于小阴唇与处女膜之间,在性交、流产、分娩或其他情况污染外阴部时,病原体易侵入引起炎症,因此,以育龄妇女多见,主要病原体为葡萄球菌、链球菌、大肠埃希菌、淋病奈瑟菌及沙眼衣原体等。急性炎症发作时,细菌先侵犯腺管,腺管口因炎症肿胀阻塞,渗出物不能排出,积存而形成脓肿,称为前庭大腺脓肿(又称巴氏腺脓肿),多发于一侧。如急性炎症消退,腺管口粘连阻塞,分泌物不能外流,脓液转清,则形成前庭大腺囊肿,多为单侧,大小不等,可持续数年不增大。患者往往无自觉症状。

(2)病史评估:了解患者有无反复的外阴感染史及卫生习惯。

2.身心状况

(1)症状:初起时局部肿胀、疼痛、烧灼感,行走不便,可伴有大小便困难等。有时可出现发热等全身症状(表 6-1)。

表 6-1　前庭大腺炎临床类型及身体状况

临床类型	身体状况
急性期	(1)大阴唇下 1/3 处疼痛、肿胀,严重时行走受限。检查局部可见皮肤红、肿、热、压痛。
	(2)脓肿形成时,可触及波动感,脓肿直径可达5～6 cm,可自行破溃。如破口大,引流通畅,脓液流出后炎症消退;如破口小,引流欠佳,炎症持续不退或反复发作。
	(3)可出现全身不适、发热等全身症状
慢性期	慢性期囊肿形成,患者感到外阴部有坠胀感或性交不适。检查时局部可触及囊性肿物,大小不一,有时可反复急性发作

(2)体征:外阴部皮肤红肿、压痛明显。当脓肿形成时,疼痛加剧,并可触及波动感,脓肿直径可达5～6 cm。

(3)心理-社会状况:了解病程,了解患者对症状的反应,有无烦躁、不安等心理,患者常有因害羞或怕痛而未及时诊治的心理障碍。

(二)辅助检查

取前庭大腺开口处分泌物做细菌培养,确定病原体。

(三)护理诊断及合作性问题

(1)皮肤完整性受损:与脓肿自行破溃或手术切开引流有关。

(2)疼痛:与局部炎症刺激有关。

(四)护理目标

(1)患者皮肤保持完整。

(2)疼痛缓解或好转。

(五)护理措施

1.一般护理

急性期患者应卧床休息,饮食易消化,富含营养。

2.心理护理

患者常常烦躁不安、焦虑紧张,应尊重患者,为患者保密,以解除其忧虑,使其积极治疗,帮助其建立治愈疾病的信心和生活的勇气。

3.病情监护

观察患者的生命体征,重点观察体温变化,观察伤口愈合情况。

4.治病护理

(1)治疗原则:急性期局部热敷或坐浴,抗生素消炎治疗;脓肿形成或囊肿较大时,切开引流或行囊肿造口术,保持腺体功能,防止复发。

(2)治疗配合:急性炎症发作时,取前庭大腺开口处分泌物做细菌培养,确定病原体。根据细菌培养结果和药物敏感试验选用抗生素口服或肌内注射。脓肿形成或囊肿较大时,切开引流或行囊肿造口术,并放置引流条。术后保持局部清洁,引流条每天更换一次,外阴用1∶5 000氯己定棉球擦拭,每天擦洗外阴2次,也可用清热解毒中药热敷或坐浴,每天2次。

(六)健康指导

(1)向患者及家属讲解此病的病因及预防措施,指导患者注意外阴清洁卫生。

(2)告知患者及家属月经期、产褥期禁止性交;月经期应使用消毒卫生巾预防感染;术后注意事项及正确用药。告知患者相关卫生保健常识,养成良好卫生习惯。

(七)护理评价

(1)患者诉说外阴不适症状减轻,舒适感增加。

(2)患者接受医护人员指导,焦虑缓解或消失。

阴道炎是阴道黏膜及黏膜下结缔组织的炎症,是妇科常见病。正常健康妇女由于解剖结构、组织特点,阴道对病原体的侵入有自然防御功能。当各种因素导致自然防御功能降低,阴道内生态平衡遭到破坏时,病原体侵入导致阴道炎症。幼女及绝经后妇女由于雌激素缺乏,阴道上皮薄,阴道抵抗力低,比青春期及育龄期妇女更易受感染。

三、滴虫性阴道炎

滴虫性阴道炎是由阴道毛滴虫引起的最常见的阴道炎。阴道毛滴虫主要寄生于女性阴道,也可存在于尿道、尿道旁腺及膀胱。男性可存在于包皮皱襞、尿道及前列腺内。滴虫适宜生长在温度为 $25\sim40$ ℃,pH 为 $5.2\sim6.6$ 的潮湿环境。月经前后,阴道内酸性减弱,接近中性,隐藏在腺体及阴道皱襞中的滴虫常得以繁殖,而发生滴虫性阴道炎。此病的传播途径有经性交的直接传播及经游泳池、浴盆、厕所、衣物、器械等途径的间接传播。

(一)护理评估

1.健康史

(1)病因评估:阴道毛滴虫呈梨形,体积为多核白细胞的 $2\sim3$ 倍。滴虫顶端有 4 根鞭毛,体部有波动膜,后端尖并有轴柱凸出。活的滴虫透明无色,如水滴,鞭毛随波动膜的波动而活动(图 6-1)。阴道毛滴虫极易传播,pH 在 4.5 以下时便受到抑制甚至致死。pH 上升至 7.5 时,其繁殖可完全被抑制。在妊娠期和月经来潮前后,阴道 pH 升高,可使阴道毛滴虫的感染率和发病率升高。

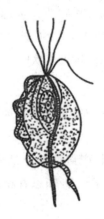

图 6-1　滴虫模式图

(2)病史评估:评估发作与月经周期的关系,既往阴道炎病史,个人卫生情况;分析感染经过;了解治疗经过。

2.身心状况

(1)症状:主要症状为白带呈稀薄泡沫状,量多及伴有外阴、阴道口瘙痒。如有其他细菌混合感染,白带可呈黄绿色、血性、脓性且有臭味。局部可有灼热、疼痛、性交痛。合并尿路感染,可有尿频、尿痛、血尿。阴道毛滴虫能吞噬精子,阻碍乳酸生成,影响精子在阴道内存活,可致不孕。

(2)体征:妇科检查时可见阴道黏膜充血,严重时有散在的出血点。有时可见阴道后穹隆处有液性或脓性泡沫状分泌物。

(3)心理-社会状况:患者常因炎症反复发作而烦恼,出现无助感。

(二)辅助检查

(1)悬滴法:在玻片上加 1 滴温生理盐水,自阴道后穹隆处取少许分泌物混于生理盐水中,用低倍镜检查,如有滴虫,可见其活动。阳性率可达 80%～90%。取分泌物检查前 24～48 小时,避免性交、阴道灌洗及阴道上药。

(2)培养法:适于症状典型而悬滴法未见滴虫者,可用培养基培养,其准确率可达 98%。

(三)护理诊断及合作性问题

(1)知识缺乏:缺乏对疾病传染途径的认识及缺乏阴道炎治疗的知识。

(2)舒适改变:与外阴瘙痒、分泌物增多有关。

(3)组织完整性受损:与分泌物增多、外阴瘙痒、搔抓有关。

(四)护理目标

(1)患者能说出疾病传染的途径、阴道炎的治疗与日常防护知识。

(2)患者分泌物减少,舒适度提高。保持组织完整性,无破损。

(五)护理措施

1.一般护理

注意个人卫生,保持外阴部清洁、干燥,避免搔抓外阴导致皮肤破损。

2.心理护理

解除患者因疾病带来的烦恼,减轻其对确诊后的心理压力,增强治疗疾病的信心。告知患者夫妇滴虫性阴道炎的传播途径、临床表现、治疗方法和注意事项,减轻他们的焦虑心理,同时鼓励他们积极配合治疗。

3.病情观察

观察患者的外阴瘙痒症状、阴道分泌物的量及颜色等。

4.治疗护理

(1)治疗原则:杀灭阴道毛滴虫,保持阴道的自净作用,防止复发,夫妻双方要同时治疗,切断直接传染途径。

（2）治疗配合：①局部治疗：增强阴道酸性环境，用1％乳酸溶液、0.5％醋酸溶液或1∶5 000高锰酸钾溶液冲洗阴道后，每晚睡前用甲硝唑200 mg，置于阴道后穹隆，每天一次，10天为1个疗程。②全身治疗：甲硝唑（灭滴灵）200～400 mg/次，每天3次口服，10天为1个疗程。③指导患者正确用药，按疗程坚持用药，注意冲洗液的浓度、温度。④观察用药后反应：甲硝唑口服后偶见胃肠道反应，如食欲缺乏、恶心、呕吐及白细胞减少、皮疹等，一旦发现，应报告医师并停药。妊娠期、哺乳期妇女应慎用，因为药能通过胎盘进入胎儿体内，并可由乳汁排泄。

(六)健康指导

（1）做好卫生宣教，积极开展普查普治，消灭传染源，严格禁止滴虫阴道炎或带虫者进入游泳池。医疗单位做好消毒隔离，防止交叉感染。治疗期间勤换内裤，内裤、坐浴及洗涤用物应煮沸消毒5～10分钟以消灭病原体，禁止性生活，避免交叉或重复感染的机会。哺乳妇女在用药期间或用药后24小时内不宜哺乳。经期暂停坐浴、阴道冲洗及阴道用药。

（2）夫妻应双双检查，男方若查出毛滴虫，夫妻应同治，有助于提高疗效，治疗期间应禁止性生活。

（3）治愈标准：治疗后应在每次月经干净后复查1次，连续3次均为阴性，方为治愈。

(七)护理评价

（1）患者自诉外阴不适症状减轻，舒适感增加，悬滴法试验连续3个周期复查为阴性。

（2）患者正确复述预防及治疗此疾病的相关知识。

四、外阴阴道假丝酵母病

外阴阴道假丝酵母病（vulvovaginal candidiasis，VVC）也称外阴阴道念珠菌病，是一种常见的外阴阴道炎，80％～90％的病原体为白假丝酵母，其发病率仅次于滴虫阴道炎。白假丝酵母是真菌，不耐热，加热至60 ℃，持续1小时，即可死亡；但对干燥、日光、紫外线及化学制剂的抵抗力较强。

(一)护理评估

1.健康史

（1）病因评估：念珠菌为机会致病菌，可存在口腔、肠道和阴道而不引起症状。当阴道内糖原增多、酸度增加、局部细胞免疫力下降时,念珠菌可繁殖并引起炎症,故外阴阴道假丝酵母病多见于孕妇、糖尿病患者及接受大量雌激素治疗者。此外,长期应用抗生素、服用皮质类固醇激或免疫缺陷综合征等,可以改变阴道内微生物之间的相互制约关系,易发此症;紧身化纤内裤、肥胖可使会阴局部的温度及湿度增加,也易使念珠菌得以繁殖而引起感染。

(2)传播途径评估:①内源性感染为主要感染,假丝酵母除寄生阴道外,还可寄生于人的口腔、肠道,这些部位的假丝酵母可互相传染。②通过性交直接传染。③通过接触感染的衣物等间接传染。

(3)病史评估:了解有无糖尿病及长期使用抗生素、雌激素、类固醇皮质激素病史,了解个人卫生习惯及有无不洁性生活史。

2.身心状况

(1)症状:外阴、阴道奇痒,坐卧不安,痛苦异常,可伴有尿痛、尿频、性交痛。阴道分泌物为干酪样或豆渣样。

(2)体征:妇科检查见小阴唇内侧、阴道黏膜红肿并附着白色块状薄膜,容易剥离,下面为糜烂及溃疡。

(3)心理-社会状况:患者常因外阴瘙痒痛苦不堪,由于影响休息与睡眠,产生忧虑与烦躁,评估患者心理障碍及影响疾病治疗的原因。

3.辅助检查

(1)悬滴法:在玻片上加 1 滴温生理盐水,自阴道后穹隆处取少许分泌物混于生理盐水中,用低倍镜检查,若找到白假丝酵母的芽孢和假菌丝即可确诊。

(2)培养法:适于症状典型而悬滴法未见白假丝酵母者,可用培养基培养。

(二)护理诊断及合作性问题

1.焦虑

与易复发、影响休息与睡眠有关。

2.组织完整性受损

与分泌物增多、外阴瘙痒、搔抓有关。

(三)护理目标

(1)患者情绪稳定,积极配合治疗与护理。

(2)患者病情改善,舒适度提高。

(3)保持组织完整性,组织无破损。

(四)护理措施

1.一般护理

注意个人卫生,保持外阴部清洁、干燥,避免搔抓外阴以免皮肤破损。

2.心理护理

向患者讲解外阴阴道假丝酵母病的病因、治疗方法和注意事项等,消除患者的顾虑和焦虑心理,使其积极配合治疗。

3.病情观察

观察患者的外阴瘙痒症状、阴道分泌物的量及颜色等。

4.治疗护理

(1)治疗原则:消除诱因,改变阴道酸碱度,根据患者情况选择局部或全身应用抗真菌药杀灭致病菌。

(2)用药护理。①局部治疗:用 2%～4% 碳酸氢钠溶液冲洗阴道或坐浴,再选用制霉菌素栓剂、克霉唑栓剂、咪康唑栓剂等置于阴道内,一般 7～10 天为 1 个疗程。②全身用药:若局部用药效果较差或病情顽固者,可选用伊曲康唑、氟康唑、酮康唑等口服。③用药注意:孕妇要积极治疗,否则阴道分娩时新生儿易感染发生鹅口疮。妊娠期坚持局部治疗,禁用口服唑类药物。勤换内裤,内裤、坐浴及洗涤用物应煮沸消毒 5～10 分钟以消灭病原体,避免交叉和重复感染的机会。④用药护理:嘱阴道灌洗或坐浴应注意药液浓度和治疗时间,灌洗药物要充分溶化,温度一般为 40 ℃,切忌过烫,以免烫伤皮肤。

(五)健康指导

(1)做好卫生宣教,养成良好的卫生习惯,每天洗外阴、换内裤。切忌搔抓。

(2)约 15% 男性与女性患者接触后患有龟头炎,对有症状男性也应进行检查与治疗。

(3)鼓励患者坚持用药,不随意中断疗程。

(4)嘱积极治疗糖尿病等疾病,正确使用抗生素、雌激素,以免诱发外阴阴道假丝酵母病。

(六)护理评价

(1)患者分泌物减少,性状转为正常,舒适感增加。

(2)患者正确复述预防及治疗此疾病的相关知识,做到积极配合并坚持治疗。

五、萎缩性阴道炎

萎缩性阴道炎属非特异性阴道炎,常见于绝经后及卵巢切除后或盆腔放射治疗者。绝经后的萎缩性阴道炎又称老年性阴道炎。

(一)护理评估

1.健康史

(1)病因评估:①妇女绝经后;②手术切除卵巢;③产后闭经;④药物假绝经治疗;⑤盆腔放射治疗后等。由于雌激素水平降低,阴道上皮萎缩变薄,上皮细胞内糖原减少,阴道内 pH 增高,阴道自净作用减弱,局部抵抗力降低,致病菌入侵后易繁殖引起炎症。

(2)病史评估:了解有无糖尿病及长期使用抗生素、雌激素、类固醇皮质激素病史;了解个人卫生习惯及有无不洁性生活史;了解有无进行盆腔放疗等。

2.身心状况

(1)症状:白带增多,多为黄水状,严重感染时可呈脓性,有臭味。黏膜有浅表溃疡时,分泌物可为血性,有的患者可有点滴出血,可伴有外阴瘙痒、灼热、尿频、尿痛、尿失禁等症状。

(2)体征:妇科检查可见阴道皱襞消失,上皮菲薄,黏膜出血,表面可有小出血点或片状出血点;严重时可形成浅表溃疡,阴道弹性消失、狭窄,慢性炎症、溃疡还可引起阴道粘连,导致阴道闭锁。

(3)心理-社会状况:老年人常因思想比较保守,不愿就医而出现无助感。其他患者常因知识缺乏而病急乱投医,因此,应注意评估影响患者不愿就医的因素及家庭支持系统。

3.辅助检查

取分泌物检查,悬滴法排除滴虫性阴道炎和外阴阴道假丝酵母病;有血性分泌物时,常需做宫颈刮片或分段诊刮排除宫颈癌和子宫内膜癌。

(二)护理诊断及合作性问题

(1)舒适改变:与外阴瘙痒、疼痛、分泌物增多有关。

(2)知识缺乏:与缺乏绝经后妇女预防保健知识有关。

(3)有感染的危险:与局部分泌物增多、破溃有关。

(三)护理目标

(1)患者分泌物减少,性状转为正常,舒适感增加。

(2)患者正确复述预防及治疗此疾病的相关知识,做到积极配合并坚持治疗。

(3)患者无感染发生或感染被及时发现和控制,体温、血常规结果正常。

(四)护理措施

1.一般护理

嘱患者保持外阴清洁,勤换内裤。穿棉织内裤,减少刺激等。

2.心理护理

使患者了解老年性阴道炎的病因和治疗方法,减轻其焦虑;对卵巢切除、放疗者给予心理安慰与相关医学知识解释,增强其治疗疾病的信心;解释雌激素替代疗法可缓解症状,帮助其建立治愈疾病的信心。

3.病情观察

观察白带性状、量、气味,有无外阴瘙痒、灼热及膀胱刺激症状等。

4.治疗护理

(1)治疗原则:增强阴道黏膜的抵抗力,抑制细菌生长繁殖。

(2)治疗配合:①增加阴道酸度:用 0.5% 醋酸或 1% 乳酸溶液冲洗阴道,每天 1 次。阴道冲洗后,将甲硝唑 200 mg 或氧氟沙星 200 mg,放入阴道深部,每天 1 次,7～10 天为 1 个疗程。②增加阴道抵抗力:针对病因给予雌激素制剂,可局部用药,也可全身用药。将己烯雌酚 0.125～0.25 mg,每晚放入阴道深部,7 天为 1 个疗程。③全身用药:可口服尼尔雌醇,首次 4 mg,以后每 2～4 周 1 次,每晚 2 mg,维持 2～3 个月。

(五)健康指导

(1)对围绝经期、老年妇女进行健康教育,使其掌握预防老年性阴道炎的措施及技巧。

(2)指导患者及其家属阴道灌洗、上药的方法和注意事项。用药前洗净双手及会阴,减少感染的机会。自己用药有困难者,指导其家属协助用药或由医务人员帮助使用。

(3)告知使用雌激素治疗可出现的症状,嘱乳腺癌或子宫内膜癌患者慎用雌激素制剂。

(六)护理评价

(1)患者分泌物减少,性状转为正常,舒适感增加。

(2)患者正确复述预防及治疗此疾病的相关知识,做到积极配合并坚持治疗。

第二节 围绝经期综合征

绝经是每一个妇女生命过程中必然发生的生理过程。绝经提示卵巢功能衰退,生殖功能终止,绝经过渡期是指围绕绝经前、后的一段时期,包括从绝经前出现与绝经有关的内分泌、生理学和临床特征起,至最后一次月经后一年。

围绝经期综合征(menopausal syndrome,MPS)以往称为更年期综合征,是指妇女在绝经前、后由于卵巢功能衰退、雌激素水平波动或下降所致的以自主神经功能紊乱为主,伴有神经心理症状的一组症候群。多发生于45~55岁,约2/3的妇女出现不同程度的低雌激素血症引发的一系列症状。绝经分为自然绝经和人工绝经。自然绝经是指卵巢内卵泡生理性耗竭所致的绝经;人工绝经是指双侧卵巢经手术切除或受放射线损坏导致的绝经,后者更易发生围绝经期综合征。

一、护理评估

(一)健康史

了解患者的发病年龄、职业、文化水平及性格特征,询问月经情况及生育史,有无卵巢切除或盆腔肿瘤放疗,有无心血管疾病及其他疾病病史。

(二)身体状况

1.月经紊乱

半数以上妇女出现2~8年无排卵性月经,表现为月经频发、不规则子宫出血、月经稀发(月经周期超过35天)以至绝经,少数妇女可突然绝经。

2.雌激素下降相关征象

(1)血管舒缩症状:主要表现为潮热、出汗,是血管舒缩功能不稳定的表现,是围绝经期综合征最突出的特征性症状。潮热起自前胸,涌向头颈部,然后波及全身。在潮红的区域患者感到灼热,皮肤发红,紧接着大量出汗。持续数秒至数分钟不等。此种血管功能不稳定可历时1年,有时长达5年或更长。

(2)精神神经症状:常有焦虑、抑郁、激动、喜怒无常、脾气暴躁、记忆力下降、注意力不集中、失眠多梦等。

(3)泌尿生殖系统症状:出现阴道干燥、性交困难及老年性阴道炎,排尿困难、尿频、尿急、尿失禁及反复发作的尿路感染。

(4)心血管疾病:绝经后妇女冠状动脉粥样硬化性心脏病(简称冠心病)、高血压和脑出血的发病率及死亡率逐渐增加。

(5)骨质疏松症:绝经后妇女约有 25%患骨质疏松症、腰酸背痛、腿抽搐、肌肉关节疼痛等。

3.体格检查

全身检查注意血压、精神状态、皮肤、毛发、乳房改变及心脏功能,妇科检查注意生殖器官有无萎缩、炎症及张力性尿失禁。

(三)心理-社会状况

因家庭和社会环境的变化或绝经前曾有精神状态不稳定等,更易引起患者心情不畅、忧虑、多疑、孤独等。

(四)辅助检查

根据患者的具体情况不同,可选择血常规、尿常规、心电图及血脂检查、B超、宫颈刮片及诊断性刮宫等。

(五)处理要点

1.一般治疗

加强心理治疗及体育锻炼,补充钙剂,必要时选用镇静剂、谷维素。

2.激素替代疗法

补充雌激素是关键,可改善症状、提高生活质量。

二、护理问题

(一)自我形象紊乱

与对疾病不正确认识及精神神经症状有关。

(二)知识缺乏

缺乏性激素治疗相关知识。

三、护理措施

(一)一般护理

改善饮食,摄入高蛋白质、高维生素、高钙饮食,必要时可补充钙剂,能延缓骨质疏松症的发生,达到抗衰老效果。

(二)病情观察

(1)观察月经改变情况,注意经量、周期、经期有无异常。

(2)观察面部潮红时间和程度。

(3)观察血压波动、心悸、胸闷及情绪变化。

(4)观察骨质疏松症的影响,如关节酸痛、行动不便等。

(5)观察情绪变化,如情绪不稳定、易怒、易激动、多言多语、记忆力降低。

(三)用药护理

指导应用性激素。

1.适应证

主要用于治疗雌激素缺乏所致的潮热多汗、精神症状、老年性阴道炎、尿路感染,预防存在高危因素的心血管疾病、骨质疏松症等。

2.药物选择及用法

在医师指导下使用,尽量选用天然性激素,剂量个体化,以最小有效量为佳。

3.禁忌证

原因不明的子宫出血、肝胆疾病、血栓性静脉炎及乳腺癌等。

4.注意事项

(1)雌激素剂量过大可引起乳房胀痛、白带多、头痛、水肿、色素沉着、体重增加等,可酌情减量或改用雌三醇。

(2)用药期间可能发生异常子宫出血,多为突破性出血,但应排除子宫内膜癌。

(3)较长时间的口服用药可能影响肝功能,应定期复查肝功能。

(4)单一雌激素长期应用,可使子宫内膜癌危险性增加,雌、孕激素联合用药能够降低风险。坚持体育锻炼,多参加社会活动;定期健康体检,积极防治围绝经期妇女常见病。

(四)心理护理

使患者及其家属了解围绝经期是必然的生理过程,介绍减轻压力的方法,改变患者的认知、情绪和行为,使其正确评价自己。

(五)健康指导

(1)向围绝经期妇女及其家属介绍绝经是一个生理过程,绝经发生的原因及绝经前后身体将发生的变化,帮助患者消除因绝经变化产生的恐惧心理,并对将发生的变化做好心理准备。

(2)介绍绝经前、后减轻症状的方法,适当的摄取钙质和维生素 D;坚持锻炼如散步、骑自行车等。合理安排工作,注意劳逸结合。

（3）定期普查，更年期妇女最好半年至一年进行1次体格检查，包括妇科检查和防癌检查，有选择地做内分泌检查。

（4）绝经前行双侧卵巢切除术者，宜适时补充雌激素。

第三节 功能失调性子宫出血

功能失调性子宫出血（dysfunctional uterine bleeding，DUB）简称功血，为妇科常见病。它是由于调节生殖系统的神经内分泌机制失常引起的异常子宫出血，而全身及内、外生殖器官无器质性病变存在。常表现为月经周期长短不一、经期延长、经量过多或不规则阴道出血。功血可分为排卵性功血和无排卵性功血两类，约85％病例属无排卵性功血。功血可发生于月经初潮至绝经期间的任何年龄，约50％患者发生于绝经前期，育龄期约占30％，青春期约占20％。

一、护理评估

（一）健康史

1.无排卵性功血

（1）青春期：与下丘脑-垂体-卵巢轴调节功能未健全有关，过度劳累、精神紧张、恐惧、忧伤、环境及气候改变等应激刺激，及肥胖、营养不良等因素易导致下丘脑-垂体-卵巢轴调节功能紊乱，卵巢不能排卵。

（2）绝经过渡期：因卵巢功能衰退，卵巢对促性腺激素敏感性降低，卵泡在发育过程中因退行性变而不能排卵。

（3）生育期：可因内、外环境改变，如劳累、应激、流产、手术或疾病等引起短暂无排卵。亦可因肥胖、多囊卵巢综合征、高泌乳素血症等因素长期存在，引起持续无排卵。

2.排卵性功血

黄体功能不足原因在于神经内分泌调节功能紊乱，导致卵泡期卵泡刺激素（FSH）缺乏，卵泡发育缓慢，雌激素分泌减少，正反馈作用不足，黄体生成素（LH）峰值不高，使黄体发育不全、功能不足。子宫内膜不规则脱落者，由于下丘脑-垂体-卵巢轴调节功能紊乱或黄体机制异常引起萎缩过程延长。

评估时注意了解患者的发病年龄、月经史、婚育史及发病诱因，有无性激素治疗不当及全身性出血性疾病史。

(二)身体状况

1.月经紊乱

(1)无排卵性功血:最常见的症状是子宫不规则性出血,特点是月经周期紊乱,经期长短不一,经量多少不定。可先有数周或数月停经,然后阴道流血,量较多,持续 2～3 周或更长时间,不易自止,无腹痛或其他不适。

(2)排卵性功血:黄体功能不足者月经周期缩短,月经频发(月经周期短于21 天),不易受孕或怀孕早期易流产;子宫内膜不规则脱落者月经周期正常,但经期延长,长达 9～10 天,多发生于产后或流产后。

2.贫血

因出血多或时间长,患者出现头晕、乏力、面色苍白等贫血征象。

3.体格检查

体格检查包括全身检查和妇科检查,排除全身性疾病及生殖器官器质性病变。

(三)心理-社会状况

青春期患者常因害羞而影响及时诊治,生育期患者担心影响生育而焦虑,围绝经期患者因治疗效果不佳或怀疑为恶性肿瘤而焦虑、紧张、恐惧。

(四)辅助检查

1.诊断性刮宫

诊断性刮宫可了解子宫内膜反应、子宫内膜病变,达到止血的目的。不规则流血者可随时刮宫,用以止血。确定有无排卵或黄体功能,于月经前一天或者月经来潮 6 小时内做诊断性刮宫,无排卵性功血的子宫内膜呈增生期改变,黄体功能不足显示子宫内膜分泌不良。子宫内膜不规则脱落,于月经周期第 5～6 天进行诊断性刮宫,增生期与分泌期子宫内膜共存。

2.B 超检查

了解子宫内膜厚度及生殖器官有无器质性改变。

3.血常规及凝血功能检查

了解有无贫血、感染及凝血功能障碍。

4.宫腔镜检查

直接观察子宫内膜,选择病变区进行活组织检查。

5.卵巢功能检查

判断卵巢有无排卵或黄体功能。

(五)处理要点

1.无排卵性功血

青春期和生育期患者以止血、调整周期、促排卵为原则。围绝经期患者以止血、防止子宫内膜癌变为原则。

2.排卵性功血

黄体功能不足的治疗原则是促进卵泡发育,刺激黄体功能及黄体功能替代,分别应用氯米芬、人绒毛膜促性腺激素(HCG)和孕酮;子宫内膜不规则脱落的治疗原则是促使黄体及时萎缩,子宫内膜及时完整脱落,常用药物有孕激素和 HCG。

二、护理问题

(一)潜在并发症

贫血。

(二)知识缺乏

缺乏性激素治疗的知识。

(三)有感染的危险

与经期延长、机体抵抗力下降有关。

(四)焦虑

与性激素使用及药物不良反应有关。

三、护理措施

(一)一般护理

患者体质往往较差,应加强营养,改善全身情况,可补充铁剂、维生素 C 和蛋白质。成人体内大约每 100 mL 血中含 50 mg 铁,行经期妇女,每天从食物中吸收铁 0.7～2.0 mg,经量多者应额外补充铁。向患者推荐含铁较多的食物如猪肝、胡萝卜、葡萄干等。按照患者的饮食习惯,为患者制订适合于个人的饮食计划,保证患者获得足够的营养。

(二)病情观察

观察并记录患者的生命体征、出量及入量,嘱患者保留出血期间使用的会阴垫及内裤,以便更准确地估计出血量,出血较多者,督促其卧床休息,避免过度疲劳和剧烈活动,贫血严重者,遵医嘱做好配血、输血、止血措施,执行治疗方案,维持患者正常血容量。

(三)对症护理

1.无排卵性功血

(1)止血:对大量出血患者,要求在性激素治疗 8 小时内见效,24～48 小时出血基本停止,若 96 小时以上仍不止血者,应考虑有器质性病变存在。

性激素止血。①雌激素:应用大剂量雌激素可迅速提高血内雌激素浓度,促使子宫内膜生长,短期内修复创面而止血,主要用于青春期功血。目前多选用妊马雌酮 2.5 mg 或己烯雌酚1～2 mg。②孕激素:适用于体内已有一定水平雌激素的患者。常用药物如甲羟孕酮或炔诺酮,用药原则同雌激素。③雄激素:拮抗雌激素、增加子宫平滑肌及子宫血管张力而减少出血,主要用于围绝经期功血患者的辅助治疗,可随时停用。④联合用药:止血效果优于单一药物,可用三合激素或口服短效避孕药,血止后逐渐减量。

刮宫术:止血及排除子宫内膜癌变,适用于年龄大于 35 岁、药物治疗无效或存在子宫内膜癌高危因素的患者。

其他止血药:卡巴克洛和酚磺乙胺可减少微血管的通透性,氨基己酸、氨甲苯酸、氨甲环酸等可抑制纤维蛋白溶酶,有减少出血量的辅助作用,但不能赖以止血。

(2)调整月经周期:一般连续用药 3 个周期。在此过程中务必积极纠正贫血,加强营养,以改善体质。

雌、孕激素序贯疗法:人工周期,通过模拟自然月经周期中卵巢的内分泌变化,将雌、孕激素序贯应用,使子宫内膜发生相应变化,引起周期性脱落。适用于青春期功血或生育期功血者,可诱发卵巢自然排卵。雌激素自月经来潮第 5 天开始用药,妊马雌酮 1.25 mg 或己烯雌酚 1 mg,每晚 1 次,连服 20 天,于服雌激素最后 10 天加用甲羟孕酮每天 10 mg,两药同时用完,停药后3～7 天出血。于出血第 5 天重复用药,一般连续使用 3 个周期。用药2～3 个周期后,患者常能自发排卵。

雌、孕激素联合疗法:可周期性口服短效避孕药,适用于生育期功血、内源性雌激素水平较高者或绝经过渡期功血者。

后半周期疗法:于月经周期的后半周期开始(撤药性出血的第 16 天)服用甲羟孕酮,每天10 mg,连服 10 天为 1 个周期,共 3 个周期为 1 个疗程。适用于青春期或绝经过渡期功血者。

（3）促排卵：适用于育龄期功血者。常用药物如氯米芬、人绒毛膜促性腺激素（HCG）等。于月经第5天开始每天口服氯米芬50 mg，连续5天，以促进卵泡发育。B超监测卵泡发育接近成熟时，可大剂量肌内注射HCG 5 000 U以诱发排卵。青春期不提倡使用。

（4）手术治疗：以刮宫术最常用，既能明确诊断，又能迅速止血。绝经过渡期出血患者激素治疗前宜常规刮宫，最好在子宫镜下行分段诊断性刮宫，以排除子宫内细微器质性病变。对青春期功血刮宫应持慎重态度。必要时行子宫次全切除或子宫切除术。

2.排卵性功血

（1）黄体功能不足：药物治疗如下。①黄体功能替代疗法：自排卵后开始每天肌内注射孕酮10 mg，共10～14天，用以补充黄体分泌孕酮的不足。②黄体功能刺激疗法：通常应用HCG以促进及支持黄体功能。于基础体温上升后开始，隔天肌内注射HCG 1 000～2 000 U，共5次，可使血浆孕酮明显上升，随之正常月经周期恢复。③促进卵泡发育：于月经第5天开始，每晚口服氯米芬50 mg，共5天。

（2）子宫内膜不规则脱落：药物治疗如下。①孕激素：自排卵后第1～2天或下次月经前10～14天开始，每天口服甲羟孕酮10 mg，连续10天，有生育要求可肌内注射孕酮。②HCG：用法同黄体功能不足。

3.性激素治疗的注意事项

（1）严格遵医嘱正确用药，不得随意停服或漏服，以免使用不当引起子宫出血。

（2）药物减量必须按规定在血止后开始，每3天减量1次，每次减量不超过原剂量的1/3，直至维持量，持续用至血止后20天停药。

（3）雌激素口服可能引起恶心、呕吐等胃肠道反应，可饭后或睡前服用；对存在血液高凝倾向或血栓性疾病史者禁忌使用。

（4）雄激素用量过大可能出现男性化不良反应。

（四）预防感染

（1）测体温、脉搏。

（2）指导患者保持会阴部清洁，出血期间禁止盆浴及性生活。

（3）注意有无腹痛等生殖器官感染征象。

（4）按医嘱使用抗生素。

(五)心理护理

注意情绪调节,避免过度紧张与精神刺激。特别是青春期少女,父母们不仅要关注女孩的学习状况与膳食状况,还要重视女孩的情绪变化,与其多沟通,了解其内心世界的变化,帮助其释放不良情绪,以使其保持相对稳定的精神-心理状态,避免情绪上的大起大落。

(六)健康指导

(1)宜清淡饮食,多食富含维生素 C 的新鲜瓜果、蔬菜。注意休息,保持心情舒畅。

(2)强调严格掌握雌激素的适应证,并合理使用,对更年期及绝经后妇女更应慎用,应用时间不宜过长,量不宜大,并应严密观察反应。

(3)月经期避免剧烈运动,禁止盆浴及性生活,保持会阴部清洁。

第四节 自然流产

流产是指妊娠不足 28 周、胎儿体重不足 1 000 g 而终止者。流产发生于妊娠 12 周前者称早期流产,发生在妊娠 12 周至不足 28 周者称晚期流产。流产又分为自然流产和人工流产,本节内容仅限于自然流产。自然流产的发生率占全部妊娠的 15% 左右,多数为早期流产,是育龄妇女的常见病,严重影响了妇女生殖健康。

一、病因和发病机制

导致自然流产的原因很多,可分为胚胎因素和母体因素。早期流产常见的原因是胚胎染色体异常、孕妇内分泌异常、生殖器官畸形、生殖道感染、血栓前状态、免疫因素异常等;晚期流产多由宫颈功能不全等因素引起。

(一)胚胎因素

胚胎染色体异常是自然流产最常见的原因。据文献报道,46%～54% 的自然流产与胚胎染色体异常有关。流产发生越早,胚胎染色体异常的频率越高,早期流产中染色体异常的发生率为 53%,晚期流产为 36%。

胚胎染色体异常包括数量异常和结构异常。在数量异常中第一位的是染色体三体,占52%,除1号染色体三体未见报道外,各种染色体三体均有发现,其中以13、16、18、21及22号染色体最常见,18三体约占1/3;第二位的是45,X单体,约占19%;其他依次为三倍体占16%,四倍体占5.6%。染色体结构异常主要是染色体易位,占3.8%,嵌合体占1.5%,染色体倒置、缺失和重叠也见有报道。

多数三体胚胎是以流产或死胎告终,但也有少数能成活,如21三体、13三体、18三体等。单体是减数分裂不分离所致,以X单体最为多见,少数胚胎如能存活,足月分娩后即形成特纳综合征。三倍体常与胎盘的水泡样变性共存,不完全水泡状胎块的胎儿可发育成三倍体或第16号染色体的三体,流产较早,少数存活,继续发育后伴有多发畸形,未见活婴。四倍体活婴极少,绝大多数极早期流产。在染色体结构异常方面,不平衡易位可导致部分三体或单体,易发生流产或死胎。总之,染色体异常的胚胎多数结局为流产,极少数可能继续发育成胎儿,但出生后也会发生某些功能异常或合并畸形。若已流产,妊娠产物有时仅为一空孕囊或已退化的胚胎。

(二)母体因素

1.夫妇染色体异常

习惯性流产与夫妇染色体异常有关,习惯性流产者夫妇染色体异常发生频率为3.2%,其中多见的是染色体相互易位,占2%,罗伯逊易位占0.6%。着床前配子在女性生殖道时间过长,配子发生老化,流产的机会也会增加。在促排卵及体外受精等辅助生殖技术中,是否存在配子老化问题目前尚不清楚。

2.内分泌因素

(1)黄体功能不良(luteal phase defect,LPD):黄体中期孕酮峰值低于正常标准值,或子宫内膜活检与月经时间同步差2天以上即可诊断为LPD。高浓度孕酮可阻止子宫收缩,使妊娠子宫保持相对静止状态;孕酮分泌不足,可引起妊娠蜕膜反应不良,影响受精卵着床和发育,导致流产。妊娠期孕酮的来源有两条途径:一是由卵巢黄体产生,二是胎盘滋养细胞分泌。孕6~8周后卵巢黄体产生孕酮逐渐减少,之后由胎盘产生孕酮替代,如果两者衔接失调则易发生流产。在习惯性流产中有23%~60%的病例存在黄体功能不全。

(2)多囊卵巢综合征(polycystic ovarian syndrome,PCOS):有人发现在习惯性流产中多囊卵巢的发生率可高达58%,而且其中有56%的患者LH呈高分泌状态。现认为PCOS患者高浓度的LH可能导致卵细胞第二次减数分裂过早完成,从而影响受精和着床过程。

(3)高泌乳素血症:高水平的泌乳素可直接抑制黄体颗粒细胞增生及其分泌

功能。高泌乳素血症的临床主要表现为闭经和泌乳,当泌乳素水平高于正常值时,则可表现为黄体功能不全。

(4)糖尿病:血糖控制不良者流产发生率可高达15%～30%,妊娠早期高血糖还可能造成胚胎畸形的危险因素。

(5)甲状腺功能:目前认为甲状腺功能减退或亢进与流产有着密切的关系,妊娠前期和早妊娠期进行合理的药物治疗,可明显降低流产的发生率。有学者报道,甲状腺自身抗体阳性者流产发生率显著升高。

3.生殖器官解剖因素

(1)子宫畸形:米勒管先天性发育异常导致子宫畸形,如单角子宫、双角子宫、双子宫、子宫纵隔等。子宫畸形可影响子宫血供和宫腔内环境造成流产。母体在孕早期使用或接触己烯雌酚可影响女胎子宫发育。

(2)Asherman综合征:由宫腔创伤(如刮宫过深)、感染或胎盘残留等引起宫腔粘连和纤维化。宫腔镜下行子宫内膜切除或黏膜下肌瘤切除手术也可造成宫腔粘连。子宫内膜受损伤可影响胚胎种植,导致流产发生。

(3)宫颈功能不全:是导致中晚期流产的主要原因。宫颈功能不全在解剖上表现为宫颈管过短或宫颈内口松弛。由于存在解剖上的缺陷,随着妊娠的进程子宫增大,宫腔压力升高,多数患者在中、晚期妊娠出现无痛性的宫颈管消退、宫口扩张、羊膜囊突出、胎膜破裂,最终发生流产。宫颈功能不全主要由于宫颈局部创伤(分娩、手术助产、刮宫、宫颈锥形切除、Manchester手术等)引起,先天性宫颈发育异常较少见;另外,胚胎时期接触己烯雌酚也可引起宫颈发育异常。

(4)其他:子宫肿瘤可影响子宫内环境,导致流产。

4.生殖道感染

有一些生殖道慢性感染被认为是早期流产的原因之一。能引起反复流产的病原体往往是持续存在于生殖道而母体很少产生症状,而且此病原体能直接或间接导致胚胎死亡。生殖道逆行感染一般发生在妊娠12周以前,过此时期,胎盘与蜕膜融合,构成机械屏障,而且随着妊娠进程,羊水抗感染力也逐步增强,感染的机会减少。

(1)细菌感染:布鲁菌属和弧菌属感染可导致动物(牛、猪、羊等)流产,但在人类还不肯定。

(2)沙眼衣原体:文献报道,妊娠期沙眼衣原体感染率为3%～30%,但是否直接导致流产尚无定论。

(3)支原体:流产患者宫颈及流产物中支原体的阳性率均较高,血清学上也支持人支原体和解脲支原体与流产有关。

(4)弓形虫:弓形虫感染引起的流产是散发的,与习惯性流产的关系尚未完全证明。

(5)病毒感染:巨细胞病毒经胎盘可累及胎儿,引起心血管系统和神经系统畸形,致死或流产。妊娠前半期单纯疱疹感染流产发生率可高达70%,即使不发生流产,也易累及胎儿、新生儿。妊娠初期风疹病毒感染者流产的发生率较高。人免疫缺陷病毒(HIV)感染与流产密切相关,据报道,HIV-1抗体阳性是流产的独立相关因素。

5.血栓前状态

系凝血因子浓度升高,或凝血抑制物浓度降低而产生的血液易凝状态,尚未达到生成血栓的程度,或者形成的少量血栓正处于溶解状态。

血栓前状态与习惯性流产的发生有一定的关系,临床上包括先天性和获得性血栓前状态,前者是由于凝血和纤溶有关的基因突变造成,如凝血因子Ⅴ突变、凝血酶原基因突变、蛋白C缺陷症、蛋白S缺陷症等;后者主要是抗磷脂抗体综合征、获得性高半胱氨酸血症以及机体存在各种引起血液高凝状态的疾病等。

各种先天性血栓形成倾向引起自然流产的具体机制尚未阐明,目前研究得比较多的是抗磷脂抗体综合征,并已肯定它与早、中期胎儿丢失有关。普遍的观点认为高凝状态使子宫胎盘部位血流状态改变,易形成局部微血栓,甚至胎盘梗死,使胎盘血供下降,胚胎或胎儿缺血缺氧,引起胚胎或胎儿发育不良而流产。

6.免疫因素

免疫因素引起的习惯性流产,可分自身免疫型和同种免疫型。

(1)自身免疫型:主要与患者体内抗磷脂抗体有关,部分患者同时可伴有血小板减少症和血栓栓塞现象,这类患者可称为早期抗磷脂抗体综合征。在习惯性流产中,抗磷脂抗体阳性率约为21.8%。另外,自身免疫型习惯性流产还与其他自身抗体有关。

在正常情况下,各种带负电荷的磷脂位于细胞膜脂质双层的内层,不被免疫系统识别;一旦暴露于机体免疫系统,即可产生各种抗磷脂抗体。抗磷脂抗体不仅是一种强烈的凝血活性物质,激活血小板和促进凝血,导致血小板聚集,血栓形成;同时可直接造成血管内皮细胞损伤,加剧血栓形成,使胎盘循环发生局部血栓栓塞,胎盘梗死,胎死宫内,导致流产。近来的研究还发现,抗磷脂抗体可能直接与滋养细胞结合,从而抑制滋养细胞功能,影响胎盘着床过程。

(2)同种免疫型:现代生殖免疫学认为,妊娠是成功的半同种异体移植现象,孕妇由于自身免疫系统产生一系列的适应性变化,从而对宫内胚胎移植物表现出免疫耐受,不发生排斥反应,妊娠得以继续。

在正常妊娠的母体血清中,存在一种或几种能够抑制免疫识别和免疫反应的封闭因子,也称封闭抗体,以及免疫抑制因子,而习惯性流产患者体内则缺乏这些因子。因此,使得胚胎遭受母体的免疫打击而排斥。封闭因子既可直接作用于母体淋巴细胞,又可与滋养细胞表面特异性抗原结合,从而阻断母儿之间的免疫识别和免疫反应,封闭母体淋巴细胞对滋养细胞的细胞毒作用。还有认为封闭因子可能是一种抗独特型抗体,直接针对 T 淋巴细胞或 B 淋巴细胞表面特异性抗原受体(BCR/TCR),从而防止母体淋巴细胞与胚胎靶细胞起反应。

几十年来,同种免疫型习惯性流产与 HLA 抗原相容性的关系一直存有争议。有学者提出习惯性流产可能与夫妇 HLA 抗原的相容性有关,在正常妊娠过程中夫妇或母胎间 HLA 抗原是不相容的,胚胎所带的父源性 HLA 抗原可以刺激母体免疫系统,产生封闭因子。同时,滋养细胞表达的 HLA-G 抗原能够引起抑制性免疫反应,这种反应对胎儿具有保护性作用,能够抑制母体免疫系统对胎儿胎盘的攻击。

7.其他因素

(1)慢性消耗性疾病:结核和恶性肿瘤常导致早期流产,并威胁孕妇的生命;高热可导致子宫收缩;贫血和心脏病可引起胎儿胎盘单位缺氧;慢性肾炎、高血压可使胎盘发生梗死。

(2)营养不良:严重营养不良直接可导致流产。现在更强调各种营养素的平衡,如维生素 E 缺乏也可造成流产。

(3)精神、心理因素:焦虑、紧张、恐吓等严重精神刺激均可导致流产。近来还发现,噪音和振动对人类生殖也有一定的影响。

(4)吸烟、饮酒等:近年来育龄妇女吸烟、饮酒,甚至吸毒的人数有所增加,这些因素都是流产的高危因素。妊娠期过多饮用咖啡也增加流产的危险性。

(5)环境毒性物质:影响生殖功能的外界不良环境因素很多,可以直接或间接对胚胎造成损害。过多接触某些有害的化学物质(如砷、铅、苯、甲醛、氯丁二烯、氧化乙烯等)和物理因素(如放射线、噪声及高温等),均可引起流产。

尚无确切的依据证明使用避孕药物与流产有关,然而,有报道宫内节育器避孕失败者,感染性流产发生率有所升高。

二、病理

早期流产时胚胎多数先死亡,随后发生底蜕膜出血,造成胚胎的绒毛与蜕膜层分离,已分离的胚胎组织如同异物,引起子宫收缩而被排出。有时也可能蜕膜海绵层先出血坏死或有血栓形成,使胎儿死亡,然后排出。8 周以内妊娠时,胎盘绒毛发育尚不成熟,与子宫蜕膜联系还不牢固,此时流产妊娠产物多数可以完整地从子宫壁分离而排出,出血不多。妊娠 8~12 周时,胎盘绒毛发育茂盛,与蜕膜联系较牢固。此时若发生流产,妊娠产物往往不易完整分离排出,常有部分组织残留宫腔内影响子宫收缩,致使出血较多。妊娠 12 周后,胎盘已完全形成,流产时往往先有腹痛,然后排出胎儿、胎盘。有时由于底蜕膜反复出血,凝固的血块包绕胎块,形成血样胎块稽留于宫腔内。血红蛋白因时间长久被吸收形成肉样胎块,或纤维化与子宫壁粘连。偶有胎儿被挤压,形成纸样胎儿,或钙化后形成石胎。

三、临床表现

(一)停经

多数流产患者有明显的停经史,根据停经时间的长短可将流产分为早期流产和晚期流产。

(二)阴道流血

发生在妊娠 12 周以内流产者,开始时绒毛与蜕膜分离,血窦开放,即开始出血。当胚胎完全分离排出后,由于子宫收缩,出血停止。早期流产的全过程均伴有阴道流血,而且出血量往往较多。晚期流产者,胎盘已形成,流产过程与早产相似,胎盘继胎儿分娩后排出,一般出血量不多。

(三)腹痛

早期流产开始阴道流血后宫腔内存有血液,特别是血块,刺激子宫收缩,呈阵发性下腹痛,特点是阴道流血往往出现在腹痛之前。晚期流产则先有阵发性的子宫收缩,然后胎儿胎盘排出,特点是往往先有腹痛,然后出现阴道流血。

四、临床类型

根据临床发展过程和特点的不同,流产可以分为 7 种类型。

(一)先兆流产

先兆流产指妊娠 28 周前,先出现少量阴道流血,继之常出现阵发性下腹痛或腰背痛。

妇科检查:宫颈口未开,胎膜未破,妊娠产物未排出,子宫大小与停经周数相符。妊娠有希望继续者,经休息及治疗后,若流血停止及下腹痛消失,妊娠可以继续;若阴道流血量增多或下腹痛加剧,则可能发展为难免流产。

(二)难免流产

难免流产是先兆流产的继续,妊娠难以持续,有流产的临床过程,阴道出血时间较长,出血量较多,而且有血块排出,阵发性下腹痛,或有羊水流出。

妇科检查:宫颈口已扩张,羊膜囊突出或已破裂,有时可见胚胎组织或胎囊堵塞于宫颈管中,甚至露见于宫颈外口,子宫大小与停经周数相符或略小。

(三)不全流产

不全流产指妊娠产物已部分排出体外,尚有部分残留于宫腔内,由难免流产发展而来。妊娠 8 周前发生流产,胎儿胎盘成分多能同时排出;妊娠 8~12 周时,胎盘结构已形成并密切连接于子宫蜕膜,流产物不易从子宫壁完全剥离,往往发生不全流产。由于宫腔内有胚胎组织残留,影响子宫收缩,以致阴道出血较多,时间较长,易引起宫内感染,甚至因流血过多而发生失血性休克。

妇科检查:宫颈口已扩张,不断有血液自宫颈口内流出,有时尚可见胎盘组织堵塞于宫颈口或部分妊娠产物已排出于阴道内,而部分仍留在宫腔内。一般子宫小于停经周数。

(四)完全流产

完全流产指妊娠产物已全部排出,阴道流血逐渐停止,腹痛逐渐消失。

妇科检查:宫颈口已关闭,子宫接近正常大小。常常发生于妊娠 8 周以前。

(五)稽留流产

稽留流产又称过期流产,指胚胎或胎儿已死亡滞留在宫腔内尚未自然排出者。患者有停经史和/或早孕反应,按妊娠时间计算已达到中期妊娠但未感到腹部增大,病程中可有少量断续的阴道流血,早孕反应消失。尿妊娠试验由阳性转为阴性,血清 β-HCG 值下降,甚至降至非孕水平。B 超检查子宫小于相应孕周,无胎动及心管搏动,子宫内回声紊乱,难以分辨胎盘和胎儿组织。

妇科检查:阴道内可少量血性分泌物,宫颈口未开,子宫较停经周数小,由于胚胎组织机化,子宫失去正常组织的柔韧性,质地不软,或已妊娠 4 个月尚未听见胎心,触不到胎动。

(六)习惯性流产

习惯性流产指自然流产连续发生 3 次或 3 次以上者。每次流产多发生于同一妊娠月份,其临床经过与一般流产相同。早期流产的原因常为黄体功能不足、多囊卵巢综合征、高泌乳素血症、甲状腺功能减退、染色体异常、生殖道感染及免疫因素等。晚期流产最常见的原因为宫颈内口松弛、子宫畸形、子宫肌瘤等。宫颈内口松弛者于妊娠后,常于妊娠中期,胎儿长大,羊水增多,宫腔内压力增加,胎囊向宫颈内口突出,宫颈管逐渐短缩、扩张。患者多无自觉症状,一旦胎膜破裂,胎儿迅即排出。

(七)感染性流产

感染性流产是指流产合并生殖系统感染。各种类型的流产均可并发感染,包括选择性或治疗性的人工流产,但以不全流产、过期流产和非法堕胎为常见。感染性流产的病原菌常常是阴道或肠道的寄生菌(机会致病菌),有时为混合性感染。厌氧菌感染占 60％以上,需氧菌中以大肠埃希菌和假芽孢杆菌为多见,也见有 β-溶血性链球菌及肠球菌感染。患者除了有各种类型流产的临床表现和非法堕胎史外,还出现一系列感染相关的症状和体征。

妇科检查:宫口可见脓性分泌物流出,宫颈举痛明显,子宫体压痛,附件区增厚或有痛性包块。严重时感染可扩展到盆腔、腹腔乃至全身,并发盆腔炎、腹膜炎、败血症及感染性休克等。

五、病因筛查及诊断

诊断流产一般并不困难。根据病史及临床表现多能确诊,仅少数需进行辅助检查。确诊流产后,还应确定流产的临床类型,同时还要对流产的病因进行筛查,这对决定流产的处理方法很重要。

(一)病史

应询问患者有无停经史和反复流产史,有无早孕反应、阴道流血,应询问阴道流血量及其持续时间,有无腹痛,腹痛的部位、性质及程度,还应了解阴道有无水样排液,阴道排液的色、量及有无臭味,有无妊娠产物排出等。

(二)体格检查

观察患者全身状况,有无贫血,并测量体温、血压及脉搏等。在消毒条件下进行妇科检查,注意宫颈口是否扩张,羊膜囊是否膨出,有无妊娠产物堵塞于宫颈口内;宫颈阴道部是否较短,甚至消退,内外口松弛,可容一指通过,有时可触及羊膜囊或见有羊膜囊突出于宫颈外口。子宫大小与停经周数是否相符,有无压痛等。并应检查双侧附件有无肿块、增厚及压痛。检查时操作应轻柔,尤其对疑为先兆流产者。

(三)辅助检查

对诊断有困难者,可采用必要的辅助检查。

1.B超显像

目前应用较广,对鉴别诊断与确定流产类型有实际价值。对疑为先兆流产者,可根据妊娠囊的形态、有无胎心反射及胎动来确定胚胎或胎儿是否存活,以指导正确的治疗方法。一般妊娠5周后宫腔内即可见到孕囊光环,为圆形或椭圆形的无回声区,有时由于着床过程中的少量出血,孕囊周围可见环形暗区,此为早孕双环征。妊娠6周后可见胚芽声像,并出现心管搏动。妊娠8周可见胎体活动,孕囊约占宫腔一半。妊娠9周可见胎儿轮廓。妊娠10周孕囊几乎占满整个宫腔。妊娠12周胎儿出现完整形态。不同类型的流产及其超声图像特征有所差别,可帮助鉴别诊断。

(1)先兆流产声像图特征:子宫大小与妊娠月份相符,少量出血者孕囊一侧见无回声区包绕,出血多者宫腔有较大量的积血,有时可见胎膜与宫腔分离,胎膜后有回声区,妊娠6周后可见到正常的心管搏动。

(2)难免流产声像图特征:孕囊变形或塌陷,宫颈内口开大,并见有胚胎组织阻塞于宫颈管内,羊膜囊未破者可见到羊膜囊突入宫颈管内或突出宫颈外口,心管搏动多已消失。

(3)不全流产声像图特征:子宫较正常妊娠月份小,宫腔内无完整的孕囊结构,代之以不规则的光团或小暗区,心管搏动消失。

(4)完全流产声像图特征:子宫大小正常或接近正常,宫腔内空虚,见有规则的宫腔线,无不规则光团。

B超检查在确诊宫颈机能不全引起的晚期流产中也很有价值。通过B超可以观察宫颈长度、内口宽度、羊膜囊突出等情况,能够客观地评价妊娠期宫颈结构,且具有无创伤可重复等优点,近年来临床应用较多。可作为宫颈功能评价的超声指标较多,如宫颈长度、宫颈内口宽度、宫颈漏斗宽度、羊膜囊楔度等。一般认为,宫颈结构随着妊娠进程有所变化,故动态观察妊娠期宫颈结构变化的意义更大。目前国内规定:妊娠12周时如三条径线中有一异常即提示宫颈功能不全,这包括宫颈长度<25 mm、宽度>32 mm和内径>5 mm。

另外,以超声多普勒血流频谱显示孕妇子宫动脉和胎儿脐动脉,可判断宫内胎儿健康状况及母体并发症。目前常用动脉血流频谱的收缩期速度峰值与舒张期速度最低值的比值,估计动脉血管的阻力,早妊娠期动脉阻力高者,胎儿血供和营养不足,可诱发胚胎发育停止。

2.妊娠试验

用免疫学方法,近年临床多用试纸法,对诊断妊娠有意义。为进一步了解流产的预后,多选用血清 β-HCG 的定量测定。一般妊娠后 8~9 天在母血中即可测出 β-HCG,随着妊娠的进程,β-HCG 逐渐升高,妊娠早期 β-HCG 倍增时间为 48 小时左右,妊娠 8~10 周达高峰。血清 β-HCG 值低或呈下降趋势,提示可能发生流产。

3.其他激素测定

其他激素主要有血孕酮的测定,可以协助判断先兆流产的预后。甲状腺功能减退和亢进均易发生流产,测定游离 T_3 和 T_4 有助于妊娠期甲状腺功能的判断。人胎盘泌乳素(HPL)的分泌与胎盘功能密切相关,妊娠 6~7 周时血清 HPL 正常值为 0.02 mg/L,8~9 周为 0.04 mg/L。HPL 低水平常常是流产的先兆。正常空腹血糖值为 5.9 mmol/L,异常时应进一步做糖耐量试验,排除糖尿病。

4.血栓前状态测定

血栓前状态的妇女可能没有明显的临床表现,但母体的高凝状态使子宫胎盘部位血流状态改变,形成局部微血栓,甚至胎盘梗死,使胎盘血供下降,胚胎或胎儿缺血缺氧,引起胚胎或胎儿发育不良而流产。如下诊断可供参考:D-二聚体、FDP 数值增加表示已经产生轻度凝血-纤溶反应的病理变化;而对虽有危险因子参与,但尚未发生凝血-纤溶反应的患者,却只能用血浆凝血机能亢进动态评价,如血液流变学和红细胞形态检测;另外凝血和纤溶有关的基因突变造成凝血因子 Ⅴ 突变、凝血酶原基因突变、蛋白 C 缺陷症、蛋白 S 缺陷症,抗磷脂抗体综合征、获得性高半胱氨酸血症以及机体存在各种引起血液高凝状态的疾病等均需引起重视。

(四)病因筛查

引发流产发生的病因众多,特别是针对习惯性流产者,进行系统的病因筛查,明确诊断,及时干预治疗,为避免流产的再次发生是必要的。筛查内容包括胚胎染色体及夫妇外周血染色体核型分析、生殖道微生物检测、内分泌激素测定、生殖器官解剖结构检查、凝血功能测定、自身抗体检测等。

六、处理

流产为妇产科常见病,一旦发生流产症状,应根据流产的不同类型,及时进行恰当的处理。

(一)先兆流产处理原则

(1)休息镇静:患者应卧床休息,禁止性生活,阴道检查操作应轻柔,精神过分紧张者可使用对胎儿无害的镇静剂,如苯巴比妥(鲁米那)0.03～0.06 g,每天3次。加强营养,保持大便通畅。

(2)应用孕酮或 HCG:黄体功能不足者,可用孕酮 20 mg,每天或隔天肌内注射1次,也可使用 HCG 以促进孕酮合成,维持黄体功能,用法为1 000 U,每天肌内注射1次,或2 000 U,隔天肌内注射1次。

(3)其他药物:维生素 E 为抗氧化剂,有利受精卵发育,每天 100 mg 口服。基础代谢率低者可以服用甲状腺素片,每天1次,每次 40 mg。

(4)出血时间较长者,可选用无胎毒作用的抗生素,预防感染,如青霉素等。

(5)心理治疗:要使先兆流产患者的情绪安定,增强其信心。

(6)经治疗两周症状不见缓解或反而加重者,提示可能胚胎发育异常,进行B 超检查及β-HCG测定,确定胚胎状况,给以相应处理,包括终止妊娠。

(二)难免流产处理原则

(1)妊娠 12 周内可行刮宫术或吸宫术,术前肌内注射催产素 10 U。

(2)妊娠 12 周以上可先催产素 5～10 U 加于 5％葡萄糖液 500 mL 内静脉滴注,促使胚胎组织排出,出血多者可行刮宫术。

(3)出血多伴休克者,应在纠正休克的同时清宫。

(4)清宫术后应详细检查刮出物,注意胚胎组织是否完整,必要时做病理检查或胚胎染色体分析。

(5)术后应用抗生素预防感染。出血多者可使用肌内注射催产素以减少出血。

(三)不全流产处理原则

(1)一旦确诊,无合并感染者应立即清宫,以清除宫腔内残留组织。

(2)出血时间短,量少或已停止,并发感染者,应在控制感染后再做清宫术。

(3)出血多并伴休克者,应在抗休克的同时行清宫术。

(4)出血时间较长者,术后应给予抗生素预防感染。

(5)刮宫标本应送病理检查,必要时可送检胎儿的染色体核型。

(四)完全流产处理原则

如无感染征象,一般不需特殊处理。

(五)稽留流产处理原则

1.早期过期流产

宜及早清宫,因胚胎组织机化与宫壁粘连,刮宫时有可能遇到困难,而且此时子宫肌纤维可发生变性,失去弹性,刮宫时出血可能较多并有子宫穿孔的危险。故过期流产的刮宫术必须慎重,术时注射宫缩剂以减少出血,如一次不能刮净可于5～7天后再次刮宫。

2.晚期过期流产

均为妊娠中期胚胎死亡,此时胎盘已形成,诱发宫缩后宫腔内容物可自然排出。若凝血功能正常,可先用大剂量的雌激素,如己烯雌酚 5 mg,每天 3 次,连用 3～5 天,以提高子宫肌层对催产素的敏感性,再静脉滴注缩宫素(5～10 U 加于 5%葡萄糖液内),也可用前列腺素或依沙吖啶等进行引产,促使胎儿、胎盘排出。若不成功,再做清宫术。

3.预防 DIC

胚胎坏死组织在宫腔稽留时间过长,尤其是妊娠 16 周以上的过期流产,容易并发 DIC。所以,处理前应检查血常规、出凝血时间、血小板计数、血纤维蛋白原、凝血酶原时间、凝血块收缩试验、D-二聚体、纤维蛋白降解产物及血浆鱼精蛋白副凝试验(3P 试验)等,并做好输血准备。若存在凝血功能异常,应及早使用纤维蛋白原、输新鲜血或输血小板等,高凝状态可用低分子量肝素,防止或避免 DIC 发生,待凝血功能好转后再行引产或刮宫。

4.预防感染

过期流产病程往往较长,且多合并有不规则阴道流血,易继发感染,故在处理过程中应使用抗生素。

(六)习惯性流产处理原则

有习惯性流产史的妇女,应在怀孕前进行必要的检查,包括夫妇双方染色体检查与血型鉴定及其丈夫的精液检查,女方尚需进行内分泌、生殖道感染、血栓前状态、生殖道局部或全身免疫等检查及生殖道解剖结构的详细检查,查出原因者,应于怀孕前及时纠治。

1.染色体异常

若每次流产均由于胚胎染色体异常所致,这提示流产的病因与配子的质量有关。如精子畸形率过高者建议到男科治疗,久治不愈者可行供者人工授精(AID)。如女方为高龄,胚胎染色体异常多为三体,且多次治疗失败可考虑做赠卵体外受精——胚胎移植术(IVF)。夫妇双方染色体异常可做 AID,或赠卵 IVF 及种植前诊断(PGD)。

2.生殖道解剖异常

完全或不完全子宫纵隔可行纵隔切除术。子宫黏膜下肌瘤可在宫腔镜下行肌瘤切除术,壁间肌瘤可经腹肌瘤挖出术。宫腔粘连可在宫腔镜下做粘连分离术,术后放置宫内节育器 3 个月。宫颈内口松弛者,于妊娠前作宫颈内口修补术。若已妊娠,最好于妊娠 14~16 周行宫颈内口环扎术,术后定期随诊,提前住院,待分娩发动前拆除缝线,若环扎术后有流产征象,治疗失败,应及时拆除缝线,以免造成宫颈撕裂。国际上有对于有先兆流产症状的患者进行紧急宫颈缝扎术获得较好疗效的报道。

3.内分泌异常

黄体功能不全者主要采用孕激素补充疗法。孕时可使用孕酮 20 mg 隔天或每天肌内注射至孕10 周左右,或 HCG 1 000~3 000 U,隔天肌内注射 1 次。如患者存在多囊卵巢综合征、高泌乳素血症、甲状腺功能异常或糖尿病等,均宜在孕前进行相应的内分泌治疗,并于孕早期加用孕激素。

4.感染因素

孕前应根据不同的感染原进行相应的抗感染治疗。

5.免疫因素

自身免疫型习惯性流产的治疗多采用抗凝剂和免疫抑制剂治疗。常用的抗凝剂有阿司匹林和肝素,免疫抑制剂以泼尼松为主,也有使用人体丙种球蛋白治疗成功的报道。同种免疫型习惯性流产采用主动免疫治疗,自 20 世纪 80 年代以来,国外有学者开始采用主动免疫治疗同种免疫型习惯性流产。即采用丈夫或无关个体的淋巴细胞对妻子进行主动免疫致敏,其目的是诱发女方体内产生封闭抗体,避免母体对胚胎的免疫排斥。

6.血栓前状态

目前多采用低分子量肝素(LMWH)单独用药或联合阿司匹林是目前主要的治疗方法。一般 LMWH 5 000 IU 皮下注射,每天 1~2 次。用药时间从早妊娠期开始,治疗过程中必须严密监测胎儿生长发育情况和凝血-纤溶指标,检测项目恢复正常,即可停药。但停药后必须每月复查凝血-纤溶指标,有异常时重新用药。有时治疗可维持整个妊娠期,一般在终止妊娠前 24 小时停止使用。

7.原因不明习惯性流产

当有怀孕征兆时,可按黄体功能不足给以孕酮治疗,每天 10~20 mg 肌内注射,或 HCG 2 000 U,隔天肌内注射一次。确诊妊娠后继续给药直至妊娠 10 周或超过以往发生流产的月份,并嘱其卧床休息,禁忌性生活,补充维生素 E 并给予心理治疗,以解除其精神紧张,并安定其情绪。同时在孕前和妊娠期尽量避免接触环境毒性物质。

(七)感染性流产

流产感染多为不全流产合并感染。治疗原则应积极控制感染,若阴道流血不多,应用广谱抗生素 2～3 天,待控制感染后再行刮宫,清除宫腔残留组织以止血。若阴道流血量多,静脉滴注广谱抗生素和输血的同时,用卵圆钳将宫腔内残留组织夹出,使出血减少,切不可用刮匙全面搔刮宫腔,以免造成感染扩散。术后继续应用抗生素,待感染控制后再行彻底刮宫。若已合并感染性休克者,应积极纠正休克。若感染严重或腹、盆腔有脓肿形成时,应行手术引流,必要时切除子宫。

七、护理

(一)护理评估

1.病史

停经、阴道流血和腹痛是流产孕妇的主要症状。应详细询问患者停经史、早孕反应情绪;阴道流血的持续时间与阴道流血量;有无腹痛,腹痛的部位、性质及程度。此外,还应了解阴道有无水样排液,排液的色、量和有无臭味,以及有无妊娠产物排出等。对于既往病史,应全面了解孕妇在妊娠期间有无全身性疾病、生殖器官疾病、内分泌功能失调及有无接触有害物质等,以识别发生流产的诱因。

2.身心诊断

流产孕妇可因出血过多而出现休克,或因出血时间过长、宫腔内有残留组织而发生感染。因此,护士应全面评估孕妇的各项生命体征。判断流产类型,尤其须注意与贫血及感染相关的征象(表 6-2)。

表 6-2　各型流产的临床表现

类型	病史			妇科检查	
	出血量	下腹痛	组织排出	宫颈口	子宫大小
先兆流产	少	无或轻	无	闭	与妊娠周数相符
难免流产	中～多	加剧	无	扩张	相符或略小
不全流产	少～多	减轻	部分排出	扩张或有物堵塞或闭	小于妊娠周数
完全流产	少～无	无	全部排出	闭	正常或略大

流产孕妇的心理状况以焦虑和恐惧为特征。孕妇面对阴道流血往往会不知所措,甚至有过度严重化情绪,同时对胎儿健康的担忧也会直接影响孕妇的情绪反应,孕妇可能会表现伤心、郁闷、烦躁不安等。

3.诊断检查

(1)产科检查:在消毒条件下进行妇科检查,进一步了解宫颈口是否扩张、羊膜是否破裂、行无妊娠产物堵塞于宫颈口内;子宫大小与停经周数是否相符、有无压痛等,并应检查双侧附件有无肿块、增厚及压痛等。

(2)实验室检查:多采用放射免疫方法对绒毛膜促性腺激素(HCG)、胎盘生乳素(HPL)、雌激素和孕激素等进行定量测定,如测定的结果低于正常值,提示有流产可能。

(3)B超显像:超声显像可显示有无胎囊、胎动、胎心等,从而可诊断并鉴别流产及其类型,指导正确处理。

(二)可能的护理诊断

1.有感染的危险

与阴道出血时间过长、宫腔内有残留组织等因素有关。

2.焦虑

与担心胎儿健康等因素有关。

(三)预期目标

(1)出院时护理对象无感染征象。

(2)先兆流产孕妇能积极配合保胎措施,继续妊娠。

(四)护理措施

对于不同类型的流产孕妇,处理原则不同,其护理措施亦有差异。护理在全面评估孕妇身心状况的基础上,综合病史及诊断检查,明确基本处理原则,认真执行医嘱,积极配合医师为流产孕妇进行诊断,并为之提供相应的护理措施。

1.先兆流产孕妇的护理

先兆流产孕妇需卧床休息,禁止性生活,禁用肥皂水灌肠,以减少各种刺激。护士除了为其提供生活护理外,通常遵医嘱给孕妇适量镇静剂、孕激素等。随时评估孕妇的病情变化,如是否腹痛加重、阴道流血量增多等。此外,由于孕妇的情绪状态也会影响其保胎效果,因此护士还应注意观察孕妇的情绪反应,加强心理护理,从而稳定孕妇情绪,增强保胎信心。护士须向孕妇及家属讲明以上保胎措施的必要性,以取得孕妇及家属的理解和配合。

2.妊娠不能再继续者的护理

护士应积极采取措施,及时采取终止妊娠的措施,协助医师完成手术过程,使妊娠产物完全排出,同时开放静脉,做好输液、输血准备。并严密检测孕妇的体温、血压及脉搏。观察其面色、腹痛、阴道流血及与休克有关的征象。有凝血功能障碍者应予以纠正,然后再行引产或手术。

3.预防感染

护士应检测患者的体温、血常规及阴道流血,以及分泌物的性质、颜色、气味等,并严格执行无菌操作规程,加强会阴部的护理。指导孕妇使用消毒会阴垫,保持会阴部清洁,维持良好的卫生习惯。当护士发现感染征象后应及时报告医师,并按医嘱进行抗感染处理。此外,护士还应嘱患者流产后 1 个月返院复查,确定无禁忌证后,方可开始性生活。

4.协助患者顺利渡过悲伤期

患者由于失去婴儿,往往会出现伤心、悲哀等情绪反应。护士应给予同情和理解,帮助患者及家属接受现实,顺利渡过悲伤期。此外,护士还应与孕妇及家属共同讨论此次流产的原因,并向他们讲解有关流产的相关知识,帮助他们为再次妊娠做好准备。有习惯性流产史的孕妇在下一次妊娠确诊后卧床休息,加强营养,禁止性生活。补充 B 族维生素、维生素 E、维生素 C 等,治疗期必须超过以往发生流产的妊娠月份。病因明确者,应积极接受对因治疗。黄体功能不足者。按医嘱正确使用孕酮治疗,以预防流产;子宫畸形者须在妊娠前先进行矫正手术。宫颈内口松弛者应在未妊娠前做宫颈内口松弛修补术。如已妊娠,则可在妊娠 14～16 周时行子宫内口缝扎术。

(五)护理评价

(1)护理对象体温正常,血红蛋白及白细胞数正常,无出血、感染征象。

(2)先兆流产孕妇配合保胎治疗,继续妊娠。

参考文献

[1] 娄玉萍,郝英双,刘静.临床常见病护理指导[M].北京:人民卫生出版社,2018.

[2] 韩爱玲.外科常见病护理技能[M].天津:天津科学技术出版社,2018.

[3] 刘爱杰,张芙蓉,景莉,等.实用常见疾病护理[M].青岛:中国海洋大学出版社,2021.

[4] 栾燕.临床常见病护理实践[M].北京:科学技术文献出版社,2018.

[5] 任潇勤.临床实用护理技术与常见病护理[M].昆明:云南科学技术出版社,2020.

[6] 何晶.临床常见病护理[M].长春:吉林科学技术出版社,2019.

[7] 刘广芬.临床常见病护理[M].天津:天津科学技术出版社,2018.

[8] 杨莉莉.临床常见病护理[M].长春:吉林科学技术出版社,2019.

[9] 谢文娟.临床常见病护理技术[M].哈尔滨:黑龙江科学技术出版社,2019.

[10] 李秋华.实用专科护理常规[M].哈尔滨:黑龙江科学技术出版社,2020.

[11] 孙文欣.临床常见病护理要点[M].长春:吉林科学技术出版社,2019.

[12] 叶丹.临床护理常用技术与规范[M].上海:上海交通大学出版社,2020.

[13] 迟增乔.消化内科常见病护理[M].长春:吉林科学技术出版社,2019.

[14] 吴欣娟.临床护理常规[M].北京:中国医药科技出版社,2020.

[15] 齐霞.现代常见病护理研究[M].长春:吉林科学技术出版社,2019.

[16] 周静,陈瑞,谭婕,等.静脉输液治疗护理临床实践[M].青岛:中国海洋大学出版社,2018.

[17] 梁继梅.临床各科室常见病护理[M].长春:吉林科学技术出版社,2019.

[18] 陈燕,谢春花,韩金花.现代各科常见病护理技术[M].长春:吉林科学技术

出版社,2018.

[19] 单强,韩霞,李洪波,等.常见疾病诊治与护理实践[M].北京:科学技术文献出版社,2018.

[20] 邹静,翟义,吕明欣.现代外科常见病护理新进展[M].汕头:汕头大学出版社,2019.

[21] 程娟.临床专科护理理论与实践[M].开封:河南大学出版社,2020.

[22] 赵秀森.基础护理技术[M].北京:北京大学医学出版社,2019.

[23] 姜梅.妇产科护理指南[M].北京:人民卫生出版社,2018.

[24] 潘洪燕,龚姝,刘清林,等.实用专科护理技能与应用[M].北京:科学技术文献出版社,2020.

[25] 李勇,郑思琳.外科护理[M].北京:人民卫生出版社,2019.

[26] 韩凤红.实用妇产科护理[M].长春:吉林科学技术出版社,2019.

[27] 徐月秀.临床护理新思维[M].天津:天津科学技术出版社,2018.

[28] 吴旭友,王奋红,武烈.临床护理实践指引[M].济南:山东科学技术出版社,2021.

[29] 鲁昌盛.外科护理[M].长沙:中南大学出版社,2019.

[30] 于红,刘英,徐惠丽,等.临床护理技术与专科实践[M].成都:四川科学技术出版社,2021.

[31] 马雯雯.现代外科护理新编[M].长春:吉林科学技术出版社,2019.

[32] 张春梅,闵小彦.重症血液净化护理[M].北京:科学出版社,2021.

[33] 郭丽红.内科护理[M].北京:北京大学医学出版社,2019.

[34] 卢亮,周娜,徐玉,等.改良枸橼酸钠输注法在连续性血液净化患者中的应用[J].中华护理杂志,2020,55(12):1850-1854.

[37] 陈婷,李秋萍,姜利.俯卧位通气的应用与并发症管理研究进展[J].护理学杂志,2020,35(22):15-18.

[38] 顾芳臣,林征,尚星辰,等.炎症性肠病患者症状群评估量表的编制及信效度检验[J].中华护理杂志,2020,55(12):1819-1824.

[39] 周璇,赵蕾.一例 Sagliker 综合征患者的护理[J].解放军护理杂志,2021,38(3):90-92.

[40] 江莹,黎万汇,陈莹莹,等.经外周静脉输注血管活性药物风险管理范围的综述[J].中华护理杂志,2021,56(7):1105-1110.